高等职业教育教材

眼镜定配技术
（下册）

主编　张　敏

编者　易际磐　潘俊杰　聂淼鑫
　　　徐　良　黄小洁　戚雪敏

U0242263

中国轻工业出版社

图书在版编目（CIP）数据

眼镜定配技术. 下册/张敏主编. —北京：中国轻工业出版社，2024.8

高等职业教育教材

ISBN 978 - 7 - 5184 - 0363 - 9

Ⅰ.①眼…　Ⅱ.①张…　Ⅲ.①眼镜检法—高等职业教育—教材　Ⅳ.①R778.2

中国版本图书馆 CIP 数据核字（2015）第 081578 号

责任编辑：李建华　　　杜宇芳

策划编辑：李建华　　责任终审：劳国强　　封面设计：锋尚设计
版式设计：宋振全　　责任校对：吴大鹏　　责任监印：张　可

出版发行：中国轻工业出版社（北京鲁谷东街 5 号，邮编：100040）

印　　刷：三河市万龙印装有限公司

经　　销：各地新华书店

版　　次：2024 年 8 月第 1 版第 6 次印刷

开　　本：850×1168　　1/32　　印张：5.5

字　　数：143 千字

书　　号：ISBN 978-7-5184-0363-9　　定价：32.00 元

邮购电话：010 - 85119873

发行电话：010 - 85119832　　010 - 85119912

网　　址：http://www.chlip.com.cn

Email：club@ chlip.com.cn

序　一

2010 年 9 月 5 日至 10 月 3 日，我在加拿大道格拉斯学院参加了高职院校领导海外培训项目，期间了解到道格拉斯学院眼视光技术专业先进的办学理念和人才培养模式，进而决定我院的眼视光技术专业与加拿大道格拉斯学院开展合作。2011 年 5 月以来，双方在专业课程建设、师资队伍建设、教学方法改革、实训基地建设等方面进行了全方位的合作。加拿大道格拉斯学院先后 4 次派专业教师来我院就课程建设、教学方法改革和实训条件改善进行指导，我院先后派 5 名专业教师赴道格拉斯学院进行学习和交流。现在作为合作成效之一的教材就要出版了，我非常高兴。

本套《眼镜定配技术》教材包括（上、下册），是根据眼视光技术专业高技能人才的培养特点而编写的。上册侧重理论知识，包含 7 个项目，每个项目又包含多个知识点，主要对眼镜定配的基本知识进行介绍；下册则侧重操作技能，共包含 7 个项目，每个项目分为多个操作模块，主要对各种款式眼镜定配过程中的加工技术进行讲解。内容选择上以实用为原则，为读者掌握眼镜定配中的各种操作技术奠定基础。

本书的编者既有从事眼视光技术专业高职高专教育十余年的教师，又有长期在企业工作的技术人员，对教育教学规律和眼视光技术专业人才需求情况比较了解。本书涉及的理论深度适当，语言易懂，重点鲜明，知识点描述清楚，适合高职高专学生和从事眼镜定配工作的人员使用。

浙江工贸职业技术学院院长　贺星岳

2014.12.20

序 二

　　这本教材是相隔半个地球的两个教学团队合作的结晶：一是中国浙江工贸职业技术学院眼视光专业教学团队，二是加拿大不列颠哥伦比亚省道格拉斯学院配镜专业教学团队。双方在高质量配镜和屈光矫正等所有相关方面通力合作，互派人员到对方机构实践各自课程，并就基本的光学话题和合作规章进行了仔细的复审。

　　这个国际合作项目的目标在于审视、比较并执行相关策略和课程，最终提高眼视光专业学生的培养质量。这个目标的达成有赖于仔细回顾道格拉斯配镜项目、研讨相关教学技能并弥补存在的课程差距。

　　本教材含 14 个章节的理论光学知识，涉及基本镜片属性，如镜片光学性能、镜片曲率、厚度和棱镜效果等，也介绍了更先进的技能，如选择合适的镜架和屈光镜片的设计等。其中，也讲到了专业配镜安全因素的重要性，而这些内容是在配镜行业基础知识之外的。另外 14 个有关模拟实训的内容能够帮助学生获取有价值的实验室经历。需要强调的是，应该根据个人的生活风格、职业特性或者是休闲娱乐等不同用途来配制不同的眼镜，一副眼镜满足不了一个人的所有需求。我们鼓励配镜专业毕业生全面了解客户在不同生活方面的配镜需求，以优化视敏度和光学性能。

　　整个合作过程是非常鼓舞人心的，能够参与这个项目直至顺利完成也是极好的。尽管时间紧张，也存在明显的语言沟通上的问题，还有时差等障碍，但是所有参与者都认真工作，在看似无穷尽的课程中进行长时间的研讨。在这个合作过程中，一个意想不到的发现就是中国人民的热情友好、文化历史的源远流长和中国菜的可口美味。我们两国在许多方面有很大的不同，比如人口规模和政治体制，但我们有更多的相同点，那就是美丽的自然风光、爱国的人民、和谐的家庭、怡人的工作环境和高效工作的态度，所有这些都驱动着我们合作的成功。我很骄傲自豪地称呼浙江工贸职业技术学院的工作伙伴们为朋友。

Tony Viani, MA, BSc, LO, CLF, RO

配镜专业团队

道格拉斯学院

Preface

This textbook is the result of the cooperation between two educational programs half a world apart. Instructors in the Majors of Optometry and Ophthalmology Techniques Program of Zhejiang Industry & Trade Vocational College (ZITVC) in Zhejiang, China, and in the Dispensing Optician Program of Douglas College (DC) in British Columbia, Canada collaborated on all relevant and essential aspects related to high quality eyeglass dispensing and the correction of refractive error. The Chinese and Canadian educators travelled to their counterpart's institution to experience how each program delivered its respective curriculum, and then conducted a detailed review of essential optical topics and regulations.

The goals of this international project were to review, compare, and implement strategies and curriculum for improving the quality of the optical graduates. This goal was accomplished by conducting a detailed review of the DC program, reviewing instructional techniques, and implementing curriculum where gaps were identified.

This textbook includes 14 chapters of theoretical optical concepts from basic lens properties such as lens power, lens curvature and thickness to prismatic effects; more advanced skills of integrating appropriate frame selection and lens design options for refractive errors. Important safety considerations are included to round out the comprehensiveness of optical content required for professional eyeglass dispensing beyond the basic knowledge required for entry to practice into the field. Students will gain valuable laboratory experience with an additional 14 chapters of simulation mode practical content. Emphasis is placed on matching the needs of eye care patients based on their lifestyles —vocational and recreational—to all of the patients' eyewear requirements. Often one pair of eyewear will not meet all of a patient's needs. The graduate is encouraged to pursue all of the eyewear needs of their patients by facilitating optimal visual acuity and optical performance in all facets of life.

The overall experience has been very inspirational. It was wonderful to be a part of the passion and commitment toward the completion of the project. The work ethic of the parties involved was exceptional. The participants persevered through long days of poring through seemingly endless amounts of curriculum despite tight timelines, obvious language and communication issues, and jet lag presenting as barriers to success. An unexpected result of the journey was a new – found respect for Chinese people, culture, history, and food. Our two nations are different in so many ways—population size and political system are two examples. However it has been our similarities—beautiful natural landscape, patriotic people, family values, respectful work environment, and superior work ethic—that fuelled our drive to success. I'm proud to call my colleagues of the ZITVC my friends.

Tony Viani, MA, BSc, LO, CLF, RO
Dispensing Optician Program
Douglas College

前　言

为积极推进眼视光技术专业的教学改革，开发和编写更适合眼视光专业课程特点，针对高职高专眼视光技术专业培养从事验光配镜工作应用型人才的目标，突出实践教学内容特色，我们组织专业人员、教师和有关专家编写了这本教材。

眼镜是矫正屈光不正最主要的方法，它具有矫正屈光、保护眼睛的作用，是提高视觉功能的一种工具。眼镜定配技术是将眼镜片加工成所需要的眼镜的技术，强调精确性和系统性。

本教材主要介绍眼镜片磨边定配的基本知识和技能，包括全框眼镜的磨边加工、半框眼镜的磨边加工、无框眼镜的磨边加工和特殊眼镜片的磨边加工等。本书内容以实用为主，注重对学生职业素质的培养，提高学生的职业能力和技术水平。

参加编写本教材的人员均为多年从事教学和实践的专业人员，其中张敏编写项目一和项目三；易际磐编写项目二；徐良编写项目四；聂淼鑫编写项目五；黄小洁编写项目六；戚雪敏编写项目七；潘俊杰编写实训项目。

在编写过程中，乐清黎明眼镜有限公司的郑耀洁、陈法奖参与大量的编写和图片摄制工作，加拿大道格拉斯学院的托尼教授、相关同事和朋友也给予很大支持和帮助。编者在此一并表示感谢。

鉴于作者水平有限，编写时间比较仓促，难免会有不足之处，敬请读者及时批评和指正，以期待更好地改进。

编者
二〇一五年四月

目　　录

项目一　全框眼镜的加工 ·· 1

知识点 1　镜片的选择 ·· 1

知识点 2　手工磨边 ·· 11

知识点 3　眼镜的装配 ·· 21

知识点 4　镜架的调整 ·· 23

实训项目 1　全框眼镜镜片磨边加工 ·· 34

项目二　半框眼镜的加工 ·· 42

知识点 1　半自动磨边 ·· 42

知识点 2　镜片抛光与开槽 ·· 48

实训项目 2　半框眼镜镜片磨边加工 ·· 53

项目三　无框眼镜的加工 ·· 61

知识点 1　全自动磨边 ·· 61

知识点 2　镜片钻孔 ·· 62

实训项目 3　无框眼镜镜片磨边加工 ·· 70

项目四　多焦点镜片的加工制作 ·· 82

知识点 1　双光镜 ·· 82

知识点 2　渐进多焦点镜片 ·· 88

知识点 3　渐进多焦点眼镜的验配 ·· 102

知识点 4　渐进多焦点镜片的配戴异常 ······································ 108

实训项目 4　多焦点镜片的磨边加工 ·· 114

项目五　配装眼镜的检测 ·· 121

知识点 1　光学参数的检测 ·· 121

知识点 2　镜片应力的检测 ·· 126

实训项目 5　配装眼镜的检测 ·· 128

项目六　特殊镜片的定配 ·· 133

  知识点 1 三棱镜 ················· 133

  知识点 2 染色镜片 ··············· 139

  知识点 3 等像眼镜 ··············· 143

  实训项目 6 特殊镜片的定配 ········ 153

项目七 仪器设备的维护 ··············· 156

  知识点 1 仪器设备的保养 ·········· 156

  知识点 2 简易故障排除 ··········· 160

参考文献 ························ 164

项目一　全框眼镜的加工

【**学习目标**】 了解镜片选择时要考虑的参数内容；理解镜片镀膜的原理和方法；掌握单光镜片的性能特点；掌握手工磨边的方法；掌握全框眼镜架装入眼镜片的方法；掌握全框镜架的整形和检测方法。

知识点 1　镜片的选择

【**理论要求**】

1. 了解眼镜片的屈光度、折射率、色散系数、规格尺寸、中心厚度与边缘厚度的作用与意义。

2. 掌握镜片镀膜的原理与作用。

3. 掌握镜片球面设计与非球面设计的原理与作用。

4. 掌握镜片屈光度测量的方法。

一、眼镜片的参数

在加工镜片时，取出与处方相对应的镜片后，会看到镜片的包装袋上有各种参数，要认真核对处方和镜片参数是否一致，如图 1-1 所示。

眼镜片的包装袋上印有反映镜片性能的各种镜片参数，如镜片的屈光度、规格尺寸、折射率、色散系数、中央厚度、边缘厚度、膜层等。

① 镜片的屈光度：镜片的屈光度包含球镜和柱镜，没有轴向的信息，如果要确定轴向，需要将镜片旋转，使之达到所需的轴向位置。

② 规格尺寸：眼镜片的直径大小，单位是 mm。

```
跟踪号：105014930906          日期：15/3/2015
光度标称（D）：    球镜    柱镜    轴位    下加光
处方光度：        +2.50   -1.00   105      3.00
修正光度：         2.50   -1.00   105      2.99
折射率：n_e=1.502            棱镜：  2    ×270
中心厚度：5.1 mm            直径：70.0  mm
色散系数：V_e=58.0          色泽：无色
镜片分类：眼镜类
透射比分类：UV-2
膜层：  加硬
镜片用途：视力矫正          产地：中国上海
执行标准：QB2506—2001
GB10810.2—2006,GB10810.3—2006
GB10810.4—2012,GB10810.5—2012
```

图 1-1　镜片的包装参数图

③ 折射率：树脂镜片常用的折射率有 1.56、1.60、1.67 和 1.74，相同屈光度而折射率不同，体现在镜片厚度的不同，折射率越高，镜片厚度越薄。

④ 色散系数：色散系数是衡量镜片成像清晰度的重要指标，通常用阿贝数（色散系数）表示。阿贝数越大，色散就越小，反之，阿贝数越小，则色散就越大，其成像的清晰度就越差。

⑤ 中央厚度：负透镜为中央薄，边缘厚，在国家标准中规定，负透镜的中央厚度有最小值，如厚度低于该值为不合格产品。

⑥ 边缘厚度：正透镜为中央厚，边缘薄，在国家标准中规定，正透镜的边缘厚度有最小值，如厚度低于该值为不合格产品。

⑦ 膜层：镜片表面需要镀膜来增强镜片的性能，一般有加硬膜、绿膜、蓝膜、超发水膜、钻晶智洁膜等，膜层的名称主要与厂家的命名方式有关。按照功能来分类，膜层可分为偏振膜、加

硬膜、减反射膜、抗污憎水膜等。

二、眼镜片的镀膜

眼镜片镀膜主要是为了增强镜片的光学性能和实用性，镀膜的主要种类有加硬膜、减反射膜和抗污憎水膜。

（一）加硬膜

无论是无机材料还是有机材料制成的，在日常的使用中，眼镜片由于与灰尘或砂砾（氧化硅）摩擦都会造成镜片磨损，在镜片表面产生划痕。镜片表面的划痕主要分为两种，一种是由小砂砾产生的划痕，划痕深且周边粗糙，处于中心区域则会影响视力；另一种是由较大的颗粒产生的划痕，划痕比较粗且深度较深，对配戴者视力的影响较大。

1. 技术特征

（1）第一代加硬膜技术　加硬膜始于20世纪70年代初，当时认为玻璃镜片不易磨损是因为其硬度高，而树脂镜片则太软所以容易磨损。因此将石英材料于真空条件下镀在树脂镜片表面，形成一层非常硬的膜层，但由于其热膨胀系数与片基材料不匹配，很容易脱膜和膜层脆裂，效果不理想。

（2）第二代加硬膜技术　20世纪80年代以后，研究人员理论上发现镜片磨损产生的机理不仅仅与镜片硬度相关，膜层材料具有"硬度/形变"的双重特征，即有些材料的硬度较高，但变形较小，而有些材料硬度较低，但变形较大。第二代加硬膜技术是通过浸泡工艺法在树脂镜片的表面镀上一种硬度高且不易脆裂的材料。

（3）第三代加硬膜技术　20世纪90年代以后发展起来，主要是为了解决树脂镜片镀上减反射膜层后的耐磨性问题。由于树脂镜片片基的硬度和减反射膜层的硬度有很大差别，新的理论认为在两者之间需要有一层抗磨膜层，使镜片在受到砂砾摩擦时能起缓冲作用，从而不容易产生划痕。第三代加硬膜层材料的硬度介于减反射膜和镜片片基硬度之间，其摩擦因数高且不易脆裂。

（4）第四代加硬膜技术　在加硬液中既含有有机基质又含有包括硅元素的无机超微粒物，使加硬膜具备韧性的同时又提高了硬度。现代加硬膜镀膜技术主要是采用浸泡法，即镜片经过多道清洗后，浸入加硬液中，一定时间后，以一定的速度提起。提起速度与加硬液的黏度有关，并对加硬膜层的厚度起决定作用。提起后在100℃左右的烘箱中聚合 4～5h，镀层厚3～5μm。

2. 测试方法

判断和测试加硬膜性能最根本的方法是让戴镜者配戴一段时间，然后用显微镜观察并比较镜片的磨损情况。当然，这通常是在这一新技术正式推广前所采用的方法，目前常用的较迅速、直观的测试方法如下：

（1）磨砂试验　将镜片置于盛有砂砾的容器内（规定了砂砾的粒度和硬度），在一定的条件下来回摩擦。然后用雾度计测试镜片摩擦后的光线漫反射量，并且与标准镜片进行比较。

（2）钢丝绒试验　用一种规定的钢丝绒，在一定压力和速度下，在镜片表面上摩擦一定次数，然后用雾度计测试镜片摩擦后的光线漫反射量，并且与标准镜片进行比较。当然，也可以手工操作，对两片镜片用同样的压力摩擦同样的次数，然后用肉眼观察和比较。

上述两种测试方法和结果与戴镜者长期配戴的临床结果比较接近。

3. 减反射膜和加硬膜的关系

镜片表面的减反射膜层是一种非常薄的无机金属氧化物材料（厚度低于1μm），硬且脆。当镀于玻璃镜片上时，由于片基比较硬，砂砾在其上面划过，膜层相对不容易产生划痕；但是减反射膜镀于树脂镜片上时，由于片基较软，砂砾在膜层上划过，膜层很容易产生划痕。因此树脂镜片在镀减反射膜前必须要镀加硬膜，而且两种膜层的硬度必须相匹配。

（二）减反射膜

光线通过镜片的前后表面时，不但会产生折射，还会产生反射。这种在镜片前表面产生的反射光会使别人看戴镜者眼睛时，看到的却是镜片表面的一片白光。拍照片时，这种反光还会严重影响戴镜者的美观。这就是镜面反射。通过在镜片表面镀上一层减反射膜就能够减少镜面产生的反射，提高镜片的透过率。

1. 透光量

反射光占入射光的百分比取决于镜片材料的折射率，可通过反射量的公式进行计算。

反射量公式：$$R = \frac{(n-1)^2}{(n+1)^2}$$

式中　R——镜片的单面反射量

　　　n——镜片材料的折射率

普通树脂材料的折射率为 1.50，反射量 $R = \frac{(1.5-1)^2}{(1.5+1)^2} = 0.04 = 4\%$。镜片有两个表面，如果 R_1 为镜片前表面的反射量，R_2 为镜片后表面的反射量，则镜片的总反射量 $R = R_1 + R_2$（计算 R_2 的反射量时，入射光量为 $100\% - R_1$）。

镜片的透光量 $T = 100\% - R_1 - R_2$。表 1-1 为不同折射率镜片的透光量比较。

表 1-1　　　　　　　不同折射率镜片的透光量比较

折射率 n	单面反射量 R_1/%	透光量 T/%
1.50	4.0	92.2
1.56	4.8	90.7
1.60	5.4	89.5

由此可见，高折射率的镜片如果没有减反射膜，反射光对戴镜者带来的不适感会比较强烈。

2. 减反射膜原理

减反射膜以光的波动性和干涉现象为基础。两个振幅相同、波长相同的光波叠加，振幅增强；两个光波振幅相同、波程相差的光波叠加，振幅互相抵消。减反射膜就利用了这个原理，在镜片的表面镀上减反射膜，使得膜层前后表面产生的反射光互相干扰，从而抵消了反射光，达到减反射的目的。

（1）振幅条件　膜层材料的折射率必须等于镜片片基材料折射率的平方根：

$$N = \sqrt{n_1}$$

当镜片材料为折射率 1.5 的材料时，膜层材料的折射率为：

$$N = \sqrt{n_1} = \sqrt{1.5} = 1.225$$

（2）位相条件　膜层厚度应为基准光的 1/4 波长。

当 $\lambda = 555nm$ 时　　$d = \lambda/4 = 555/4 = 139$（nm）

对于减反射膜层，许多眼镜片生产商采用人眼敏感度较高的光波（波长为 555nm）。

镀减反射膜的目的是要减少光线的反射，但并不可能做到没有反射光线。镜片的表面也总会有残留的颜色，但残留颜色哪种是最好的，并没有标准，目前主要是以个人对颜色的喜好为主，较多的为绿色色系。

我们会发现残留颜色在镜片凸面及凹面中央部分和边缘部分的颜色有些差异，而且凸面和凹面的反射光也有差异。这主要是因为镀减反射膜是采用真空镀膜法。当镜片的一个表面完成镀膜后，再翻过来镀另一表面；而且镀膜时，曲率变化较小的部位容易镀上。因此在镜片中央部分已达需要的膜层厚度时，镜片的边缘仍然未达到需要厚度；同时凸面和凹面曲率不同也使镀膜的速度不同，因此在镜片中央部分呈绿色，而在边缘部分则为淡紫红色或其他颜色。

3. 镀减反射膜技术

树脂镜片镀膜技术的难度要比玻璃镜片高。玻璃材料能够承受 300℃以上的高温，而树脂镜片在超过 100℃时便会发黄，随后很快分解。

可以用于玻璃镜片的减反射膜材料通常采用氟化镁（MgF_2），但由于氟化镁的镀膜工艺必须在高于 200℃的环境下进行，否则不能附着于镜片的表面，所以树脂镜片并不采用它。

20 世纪 90 年代以后，随着真空镀膜技术的发展，利用离子束轰击技术，使得膜层与镜片的结合和膜层间的结合得到了改良。而且提炼出的像氧化钛、氧化锆等高纯度金属氧化物材料可以通过蒸发工艺镀于树脂镜片的表面，达到良好的减反射效果。

下面对树脂镜片的减反射膜的镀膜技术作一介绍。

（1）镀膜前的准备　镜片在接受镀膜前必须进行预清洗，这种清洗要求很高，达到分子级。在清洗槽中分别放置各种清洗液，并采用超声波加强清洗效果。当镜片清洗完后，放进真空舱内，在此过程要特别注意避免空气中的灰尘污渍再黏附在镜片表面。最后的清洗是在真空舱内镀膜前进行的，放置在真空舱内的离子枪将轰击镜片的表面（例如用氩离子），完成此道清洗工序后即可进行减反射膜的镀膜。

（2）真空镀膜　真空蒸发工艺能够保证将纯质的镀膜材料镀于镜片的表面，同时在蒸发过程中，对镀膜材料的化学成分严密控制。真空蒸发工艺能够精确控制膜层的厚度，达到很精确的程度。

（3）膜层牢固性　对眼镜片而言，膜层的牢固性是至关重要的，是镜片的重要质量指标。镜片的质量指标包括镜片的抗磨损、抗腐蚀、抗温差等。因此现在有了许多针对性的物理化学测试方法，在模拟戴镜者的使用条件下对镀膜层牢度质量进行测试。这些测试方法包括：盐水试验、蒸发试验、去离子水试验、钢丝绒摩擦试验、溶解试验、黏着试验、温差试验和潮湿度试验等。

（三）抗污膜（顶膜）

1. 原理

镜片表面镀有多层减反射膜后，镜片特别容易产生污渍，而污渍会破坏减反射膜的减反射效果。在显微镜下，可以发现减反射膜层呈孔状结构，油污浸润至减反射膜层。解决的方法是在减反射膜层上再镀一层具有抗油污和抗水性能的顶膜，而且这层顶膜必须非常薄，以使其不会改变减反射膜的光学性能。

2. 镀膜工艺

抗污膜的材料以氟化物为主，有两种加工方法，一种是浸泡法，另一种是真空镀膜，而最常用的方法是真空镀膜。当镀减反射膜层完成后，可使用蒸发工艺将氟化物镀于减反射膜上。抗污膜可将多孔的减反射膜层覆盖起来，并且能够将水和油与镜片的接触面积减少，使油和水滴不易黏附于镜片表面，因此也称为憎水膜。

对于树脂镜片而言，理想的表面系统处理应该是包括加硬膜、多层减反射膜和抗污膜的复合膜。通常加硬膜镀层最厚，厚度为 $3 \sim 5 \mu m$，多层减反射膜的厚度约为 $0.3 \mu m$，顶层抗污膜镀层最薄，厚度为 $0.005 \sim 0.01 \mu m$。通常的复合膜工艺如下：

在镜片的片基上首先镀上含有有机硅的耐磨损膜；然后用离子轰击进行镀减反射膜前的预清洗；清洗后采用高硬度的二氧化锆（ZrO_2）等材料进行多层减反射膜层的真空镀制；最后再镀上具有 $110°$ 的接触角度的顶膜。

三、眼镜片的设计

眼镜片分为球面设计和非球面设计，球面单光镜片与非球面单光镜片对网格所成像的对比如图 1 – 2 所示。

非球面镜片是在传统球面单光镜片的基础上发展起来的。它的表面弧度与普通球面单光镜片不同，它是一种回转轴对称的曲面，其表面的屈光度也是呈回转轴对称分布的。

非球面镜片不仅使老视镜片的中心厚度和近视镜片的边缘厚度减少，使镜片更薄，同时消除周边像差，给配戴者自然视力。镜片视野开阔，边缘处没有弧形，影像差减到最低，影像十分自

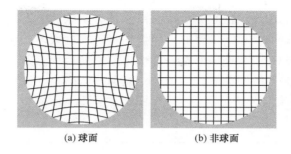

(a) 球面   (b) 非球面

图 1 - 2   球面单光镜片与非球面单光镜片对网格所成像的对比

然。同样 - 5.00DS，非球面镜片比球面镜片轻 26%。非球面镜片表面较为平整，看外界无论远近，都非常自然，不变形，长时间不会感到疲劳。

非球面镜片最初诞生的根本原因是欲通过镜片的非球面化来使基弯（即镜片前表面的中心弯度）处于或接近所谓的"最佳形式球面镜片"（通过增大前后表面中心弯度来达到最佳光学性能的球面镜片）时使球面镜片变平，从而使得边缘光学性能有所改善。从面形设计上改善镜片边缘光学性能带来了镜片变轻变薄（近视镜片边缘变薄，老花镜片是中间变薄）的附加效果，这一效果对于高屈光度的镜片非常明显。而对于低屈光度的镜片而言，非球面镜片带来的轻薄效果是有限的。此时非球面镜片最突出的优点就是眼球通过边缘斜向视物的清晰度优于球面镜片。

非球面镜片屈光度的变化是由中心到边缘逐渐减小的，而且，中心区域的屈光度变化不大，这样，使得近视镜片的边缘和远视光学镜片的中心不再像单光镜片那样厚，而且减小了镜片边缘部分的畸变等初级像差，为配戴者提供更舒适的视觉效果。现代非球面镜片的设计，修正了影像，解决视界歪曲等问题，同时，使镜片更轻、更薄、更平。而且，仍然保持优异的抗冲击性能，使配戴者安全使用。

非球面镜片主要有三种形式：传统单非球面镜片、内非球面镜片和双非球面镜片。单非球面镜片是将非球面做在镜片的外表面，内非球面镜片则是将非球面做在镜片的内表面，而双非球面镜片是指镜片的内外表面都是非球面。目前市场上的非球面镜片绝大部分是传统的单非球面镜片，此类非球面镜片适合于使用模具进行大批量生产。对于内非球面镜片和双非球面镜片，因为其加工所需要的模具种类繁多且生产有一定的难度，大多采用自由曲面车房技术进行生产，即用球面或非球面模具压制出半成品（压制好外表面的镜片）后，再使用特种镜片专用的自由曲面单点车床直接车削镜片，此类镜片加工成本昂贵，目前国际上达到标准的产品也不多。

在发达国家镜片市场上，非球面镜片目前已经是一个相当普及的产品，材料折射率在 1.67 以上的镜片甚至已经完全非球面化，折射率为 1.60 的非球面镜片也占据了比球面镜片更大的市场份额，球面镜片逐渐仅限于较低折射率的镜片产品。而在国内眼镜片市场，因为非球面镜片的引进比较晚，且行业标准不清晰，缺乏科学的引导，不仅使消费者对非球面眼镜片的概念含糊不清，不少眼镜行业人士甚至是直接从事非球面镜片销售的人员也对此缺乏清晰完整的认识。与球面单光镜片相比，非球面镜片具有很大优势。一般的非球面镜片由于提供了更多的变量，例如高次非球面项，因此可以更好地改善镜片的成像质量，而且使得这些非球面镜片在美观和重量方面性能仍然很好。

非球面镜片的优点可总结如下：

① 前弯拥有逐渐变平的边缘部分，不像普通镜片那样"鼓"出镜框；减少了对眼球的放大和缩小；免除了深度眼镜对配戴者面颊的扭曲效果。

② 离轴光学性能改善。视像在中心和边缘都清晰，镜片中心或边缘都明显减薄。

③ 镜片变轻。重量比传统球面镜片变轻。此外，能减小传统

球面镜片存在的边缘视物扭曲的像差——畸变。

知识点2 手工磨边

【理论要求】
1. 掌握手动磨边机的使用方法。
2. 掌握手工磨边的方法。

磨边工艺是把符合验光处方的眼镜片磨成与眼镜架镜圈几何形状相同的一种加工工艺。

根据磨边加工的手段不同可分为：手工磨边和自动磨边。

手工磨边是以手工操作为主，凭经验按划线磨出镜片边缘形状的一种磨边方法。手工磨边的特点：设备简单、加工成本低廉；但要求操作者有较高的技能，而且镜片的光心位置、柱镜轴位等不够精确。

手工磨边按操作过程可分为三道工序，即模板制作工序、划钳工序、磨边工序。

一、制作模板

（一）过撑片几何中心作水平线和垂直线

① 不卸下撑片，用直尺量出两镜圈纵向最大高度的1/2处。在一片撑片上用笔画出水平线。

② 用直尺量出镜圈横向最大宽度的1/2处。用笔画出垂直线。

③ 水平线与垂直线的交点就是撑片的几何中心。光学中心的偏移量以此为基准。

（二）确定模板的方向

为了在磨边加工时分清左右眼镜片及镜片的上下，一定要在模板上确定鼻侧下方或鼻侧上方，也可简单地在模板的鼻侧上方面一箭头指向鼻侧，指明鼻侧上方的位置，如图1-3所示。在模

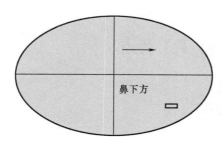

鼻下方

图 1-3　模板的标示图

板上还应标明镜架型号、规格及品牌，便于以后相同镜架的眼镜制作。

（三）无撑片的模板制作

当眼镜架没有安装撑片或安装的撑片损坏时，我们可用塑料薄板或硬纸板制作模板。

操作步骤如下：

1. 画模板外形

① 把眼镜架镜腿朝上，右手稍用力按住镜圈，压在塑料薄板（0.5~1mm）或硬纸板上。

② 右手拿铁笔或油性墨水笔在镜框里面紧贴边缘画出相似图形。

③ 在纵、横向 1/2 标记处做好记号，画出水平线与垂直线。

④ 确定模板的鼻侧下方或鼻侧上方。

2. 确定模板外形尺寸

模板外形尺寸 = 镜圈内缘形状尺寸 + 尖边槽深度 +

磨边加工余量 - 刀锋外移量

一般情况，塑料眼镜架与金属眼镜架的尖边槽深度在 0.5~1mm，磨边加工余量为 0.5~1mm。

3. 模板制作

一般情况下，刀锋外移量可抵消磨边加工余量，所以模板制作时剪刀可沿镜圈内缘画线向外 1mm 处，剪除不用部分，用锉刀将周围修锉光滑。不断将模板与镜圈进行比较、修整。

4. 注意事项

① 用笔画线时，笔尖要紧贴镜圈内缘，不要变动，以免模板形状发生变形。

② 模板制作时，宁大勿小，模板尺寸过大，可以修整，模板尺寸过小，只能报废。

二、划钳

（一）金刚石玻璃刀的结构及使用要求

金刚石玻璃刀如图 1-4 所示，其使用方法如下：

（1）捏刀手势　右手大拇指与食指相对握住刀柄，中指按在刀板右侧稍前方，其余手指助托中指。

（2）走刀方向　从左向右，以臂动为主，腕部不动，保持刀锋角度不变。

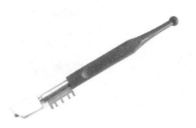

图 1-4　金刚石玻璃刀

（3）专人专刀　每把玻璃刀经过配镜员使用找准了刃口，形成习惯角度，使用顺手，所以每个配镜员专人保管自己使用的玻璃刀。

（二）划片

用玻璃刀沿模板外缘对圆形毛边眼镜片进行切割的操作称为划片，主要用于光学玻璃材质的镜片（光学树脂镜片用油性墨水笔画出加工界线）。

1. 操作步骤

（1）确定加工中心　把模板分清上下和鼻颞侧方向，根据光学中心偏移量要求，对准光心位置和光轴位置后将模板覆盖在被加工镜片的凹表面上，位置准确与否，可在镜片凸表面观察印点与模板上十字线的偏移量，如图 1-5 所示。并用油性笔画出覆盖在镜片凹面上的模板的形状，如图 1-6 所示。

（2）划片准备　右手拿刀，左手大拇指紧按样板的中央，食指按在镜片的凸表面，两指捏紧，防止划片时模板移动错位。镜片凸表面边缘部分放在垫有清洁软性垫的工作台上。

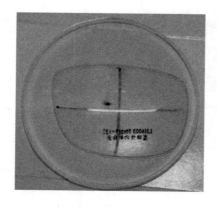

图1-5　光心和光轴的模板覆盖在镜片的凹面上

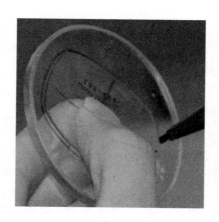

图1-6　用油性笔画出覆盖在镜片凹面上的模板的形状

（3）划片操作

①玻璃刀的刀头左侧紧贴模板周边，将身体右半部分的重力用在刀刃上，使刀刃切入镜面。由左向右，顺着模板的方向划动。

②左手配合右手，以大拇指为旋转中心，镜片向逆时针方向进行自转，如图1-7所示。

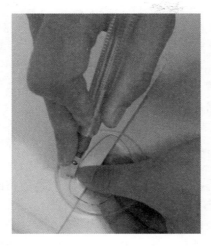

图 1 - 7　划片操作

③ 右手握刀沿模板边缘划完全程。最佳操作是只有一个接刀点，划痕细而通亮。

2. 划片的质量要求

划线细，割痕深，声音脆，无碎屑，形状准，左右清，光心准，无擦痕。

3. 注意事项

① 划片操作是手工磨边工艺中难度较高的一项操作技能，只有通过勤学苦练，细心体会，不断改进，才能熟练掌握。

② 沿模板周边划割只能划一次，不能在原痕处重复再划，否则会使第一次划割造成的应力紊乱，又易损坏金刚石刃口。

③ 有些镜片上留有防护类物质，使刀头滑溜，造成划割不良，所以进刀时，要用力将刀刃口切入镜面。

④ 划片时压力的控制：一般薄镜片需要的压力小些，厚镜片需要的压力大些，力的大小由操作者自我感觉控制，根据切割效果而定，不同质地的光学玻璃的硬度、脆性也有较大的差异，要反复试验而定。

三、钳边

用修边钳沿划片切割痕，将多余部分除去，使被加工镜片与模板形状基本相同的操作为钳边。

1. 操作步骤

（1）轻击划片切割痕，扩展裂纹深度　左手大拇指按在镜片凹表面中央，食指、中指托在凸表面，右手握玻璃刀，用刀把或刀头轻击划片切割痕的对应面（凸表面），使切割裂纹向纵深扩展。敲击点不能过切割痕内侧，以免在成型镜片上留下敲击痕点。

（2）钳边准备　左手持片姿势与以上基本相同，只是中指抵住修边钳口控制进钳量，右手握修边钳。

（3）钳片操作

① 右手握修边钳，钳口夹住镜片，向下向外用力，达到剪除效果。也可使用镜腿钳，夹住镜片，并向外用力，达到扳除的效果，如图 1 - 8 所示。

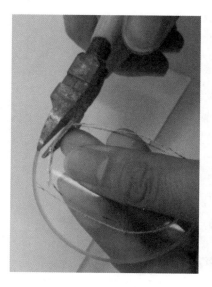

图 1 - 8　钳边操作

② 左手持镜片，大拇指与其余四指相对分布在镜片两表面上，中指控制进钳量，食指与无名指推动镜片旋转，配合右手修边钳的动作。

③ 左手持镜片循序旋转，右手握修边钳，用腕部轻轻转动连续节奏钳剪，直至划片切割痕外的多余部分全部去除。形成与模板相同的粗形毛坯。

2. 钳边的质量要求

钳口不过切割痕线，线内不缺口，不崩边。

3. 注意事项

① 钳片时，钳口不要夹得太紧，防止镜片向内裂开破损。

② 每次钳片量不要过大，防止用力过大，使镜片断裂。

③ 钳片要按划片切割裂痕钳，钳口不越线。

④ 钳片时要根据镜片的厚薄和镜片材料的物理性能控制用力的大小，灵活掌握。钳边要反复操练，才能熟练掌握。

⑤ 对于光学树脂镜片，现在一般都用自动磨边工艺。若采用手工磨边工艺，墨水笔画线后也可直接用剪刀，剪去多余部分，形成粗形毛坯。

⑥ 钳片后粗形毛坯尺寸宁大勿小，以充分保证合适的磨边加工余量。

四、磨边

所需工具：手工磨边机。

（一）台式手工磨边机的结构和功能

磨边机的结构型式为卧式，砂轮轴可正反旋转，镜片与砂轮的冷却主要靠泡沫塑料吸满水与砂轮接触来完成。磨边机可完成镜片的粗磨、精磨、倒角和修边等工作。台式手动磨动机如图1-9所示。

（二）手工磨边操作

手工磨边分两步。第一步磨平边：磨出与模板完全相同的形状；第二步磨尖边：按镜架类型要求，磨出嵌装的110°尖边。

1. 磨平边

划钳工序后，镜片周边粗糙不光滑，形状尺寸与模板不完全符合，经过磨平边的加工，使镜片周边光滑平整，左右镜片形状尺寸与模板一致，提高眼镜配装质量。有些配镜员省去磨平边这步操作，直接磨出尖边，虽省了时间，但左右眼镜片的对称一致性将受到影响。

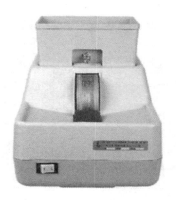

图 1 - 9　手工磨边机

（1）磨平边的操作方式　磨边操作方式根据被加工镜片在磨削时的位置分为水平磨边和垂直磨边两种，按操作者个人习惯而定。本书采用垂直磨边操作进行磨平边加工。

操作时右手食指位于镜片右表面上部，中指位于镜片右表面下部，大拇指按在镜片左表面中央稍下处，左手食指和中指的指端按在镜片左表面靠近砂轮处，如图 1 - 10 所示。

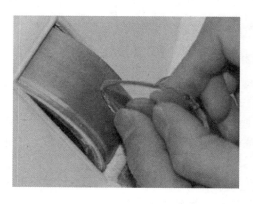

图 1 - 10　磨平边的操作姿势

（2）磨平边的动作要领　左右手都靠腕部的转动，将镜片的周边在旋转的砂轮上由上向下，逆时针转动磨削，以右手用力为主，左手助力，连续地分段修磨，完成整个镜片周边的磨边。

（3）镜片尺寸控制　在磨平边的过程中，要常用模板来检验镜片的尺寸大小及形状的一致性。

（4）注意事项

① 镜片周边与砂轮的接触要平稳，左右不要晃动。

② 要将镜片经常与模板比较，镜片尺寸宁大勿小。

③ 半框眼镜架、无框眼镜架的镜片磨平边时，镜片周边上不能有明显的分段磨削的接痕，切入和退出砂轮时动作要轻，前道的分段接痕需被后道的连续磨削消除，保证镜片周边的平整光滑。

2. 磨尖边

磨尖边使镜片镶嵌在全框眼镜的镜圈沟槽内，防止镜片受外力及温度变化而脱离镜架。

（1）尖边的角度　镜片配装有框架款式时，镜架周边的尖角为 110°±10°。

（2）尖角两夹角边长度的分配　通常中、低度数的镜边两夹角长度相同。高度近视镜片边缘较厚，从配戴的美观及镜眼距的要求等因素考虑，夹角两边的比例不相等。朝凸表面角边窄些，朝凹表面角边宽些，一般比例约为 1∶2。

（3）磨尖角的操作方式：本书采用垂直磨边操作进行磨尖边加工。

操作时右手食指稍弯曲置于镜片下表面左方靠近镜片中央，大拇指置于镜片上表面中央。左手食指稍弯曲置于镜片下表面左方靠近镜片中央，大拇指置于镜片上表面左方靠近镜边。左右手持镜片，使镜片呈垂直与磨边砂轮接触，如图 1-11 所示。

将镜片与砂轮有一个倾斜角度的接触，倾斜角度为 35°左右。用左手的大拇指与左手的食指作转动支点，移动右手食指及左手拇指使镜片转动，均匀磨削。

（4）尖边尺寸的控制　斜边磨至约 1/2 边厚时（高度近视镜片，前凸面斜边长约 1/3 边厚）将镜片翻身磨另一条斜边，两斜

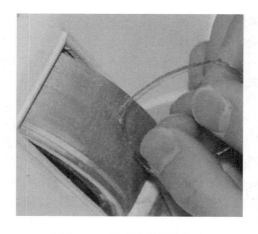

图 1 – 11　磨尖边的操作方式

边的夹角为 110°±10°。

（5）注意事项

① 两手配合要恰当，镜片在砂轮表面上平衡均匀转动，用力要均匀，每个斜边的磨削都必须连续旋转几周完成。这样磨出的斜边是平直的，否则，不易控制斜边的平直，斜边结合处就不美观。

② 斜边角度的控制主要是掌握镜片与砂轮接触的倾斜角度，长期操作会养成习惯姿势，所以初学时一定要严格要求。

③ 磨斜边时，一般先磨凸面，然后再磨凹面，尺寸的大小、片架形状的一致性在操作时要时刻控制好，不可掉以轻心，以防出错。

3. 磨安全角，倒棱去峰

① 镜片成形磨削后，凸凹表面边缘出现棱角，装配镜时棱角部易产生应力集中而崩边，使配戴者受外力冲击、撞击后皮肤易被棱边刮伤，所以必须在镜片凸凹表面边缘进行倒边去棱。

② 安全斜角的要求：与边缘成 30°角，宽约 0.5mm。

③ 操作：一般用垂直磨边姿势，把成型镜片的前表面边缘连续旋转轻磨一周，后表面边缘连续旋转轻磨两周，以镜片边缘不刮手为准。

知识点 3　眼镜的装配

【理论要求】

1. 掌握非金属全框眼镜的装配方法。
2. 掌握金属全框眼镜的装配方法。

一、塑料框架的装配

对于塑料框架装配镜片，由于镜架具有热胀冷缩性，在装配时要适度加热镜框，但在加热过程中要注意不要让镜片受热，特别是有镀层的树脂镜片，因为树脂镜片在 80℃ 以上时镀膜层会产生裂纹。另外，塑料框架嵌入镜片后不宜用冷水骤冷，应让其自然冷却，防止产生变形。装配的过程如图 1 – 12 至图 1 – 15 所示。

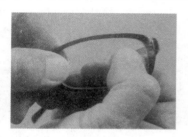

图 1 – 12　在镜圈均匀受热后，将镜片鼻上方部分装入镜圈的相应位置

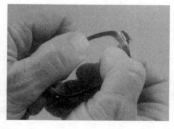

图 1 – 13　将镜片颞上方部分装入镜圈的相应位置，完成上面部分的装配

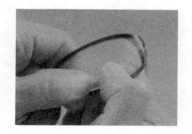

图 1 – 14　将镜片颞下方部分用力装入镜圈的相应位置

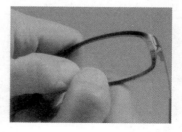

图 1 – 15　将镜片的鼻下方部分用力装入镜圈的相应位置，完成整个镜片的装配

二、金属框架的装配

将已经磨好尖边的眼镜片装入金属全框镜架时，如果镜架沟槽和镜片尖边不一致，镜片容易脱落或产生崩边，应仔细观察尖边的位置。注意镜片前表面的弧度和镜圈弧度是否一致，如果不一致，会导致镜架变形。另外，用螺丝刀拧螺丝时，要使用正确的方法，对准螺丝沟，不能打滑，以免划伤镜片。染色后的镜片要自然冷却后再装框。

将螺丝刀的把柄顶部置于手掌的掌心，手指紧紧抓住把柄的另一端，如图 1 – 16 所示。

将镜架的桩头放置在台面的边缘，如要把镜片取出，用螺丝刀逆时针旋松螺丝，待镜框的两锁紧块分开后，取下镜片，并将螺丝再顺时针旋转一圈，以防螺丝丢失；如要把镜片装入镜框，先把镜片的尖边与镜框沟槽对齐，再用螺丝刀顺时针方向旋紧螺丝。如图 1 – 17 所示。

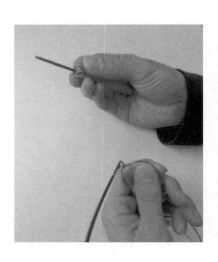

图 1 – 16　螺丝刀使用的手法

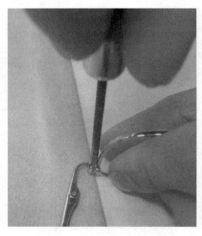

图 1 – 17　镜片的装配方法

知识点 4　镜架的调整

【理论要求】

1. 掌握调整钳的名称和使用方法。

2. 掌握镜架整形的标准要求。

3. 掌握全框镜架整形调整的方法步骤。

在镜架的加工过程中，难免会造成镜架的结构或部件的角度、长度发生改变，为了使所加工的眼镜产品为合格产品，必须要进行调整。调整就是要改变镜架的某些角度、长度或者某些部件的相对位置，以满足标准或配戴者的要求。眼镜架在出厂前，需按照国家标准的要求进行调整；配装眼镜在镜片磨边装配完成后也需要进行调整，以消除在配装过程中产生的变形，使其符合标准要求，这类调整为整形。在实际生活中，完全按照一个标准要求来进行调整，不能适合所有的顾客需求。根据配戴者头面部的实际要求，符合配戴者的审美要求并配戴舒适、清晰的针对性调整过程为校配。

一、镜架调整的要求

1. 镜面角

左右镜片平面所夹的角称为镜面角，一般为 170°～180°。

2. 颞距

两镜腿内侧距镜片背面 25mm 处的距离称为颞距。

3. 镜眼距

镜片的后顶点与角膜前顶点间的距离称为镜眼距，一般为 12mm。

4. 前倾角

镜片平面与垂线的夹角，也称前倾角，一般为 8°～15°。

5. 身腿倾斜角

镜腿与镜片平面的法线所成的夹角称为身腿倾斜角。

前倾角与身腿倾斜角数值上相同，但概念完全不同。前倾角是视线与光学中心重合的保证，一般不变动，且左右镜片倾斜角一致。而身腿倾斜角为保证倾斜角的恒定，在耳位过高、过低，左右耳位高度不等时可按需加以调整，且左右身腿倾斜角可以不相等。

6. 外张角

镜腿张开至极限位置时与两铰链轴线连接线之间的夹角称为外张角，一般为 $80° \sim 95°$。

7. 弯点长

镜腿铰链中心到耳上点（耳朵与头连接的最高点）的距离称为弯点长。

垂长——耳上点至镜腿尾端的距离。

垂俯角——垂长部分的镜腿与镜腿延长线之间的夹角。

垂内角——垂长部镜腿内侧直线与镜圈的平面所成的夹角。

8. 鼻托的前角、斜角、顶角

前角——正视时，鼻托长轴与垂线的夹角，一般为 $20° \sim 35°$。

斜角——俯视时，鼻托平面与镜圈平面法线的夹角，一般为 $25° \sim 35°$。

顶角——侧视时，鼻托长轴与镜圈背平面的夹角，一般为 $10° \sim 15°$。

9. 镜架宽度

当两镜腿完全外展时，两侧镜腿耳上点之间的距离称为镜架宽度。

二、调整钳的名称和使用方法

（1）鼻梁钳　用于调整鼻梁位置，如图 1 - 18 所示。

（2）鼻托调整钳　用于调整鼻托托叶位置的角度，如图 1 - 19 所示。

（3）圆嘴钳　用于调整鼻托支架，如图 1 - 20 所示。

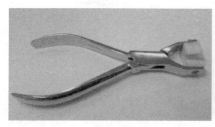

(a) 鼻梁调整钳

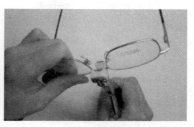

(b) 调整镜架鼻梁

图 1 – 18　调整鼻梁

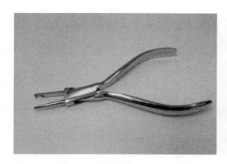

(a) 鼻托调整钳

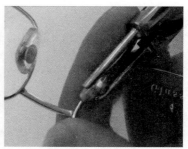

(b) 调整鼻托托叶

图 1 – 19　调整鼻托托叶

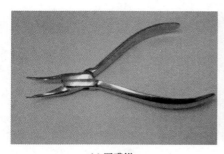

(a) 圆嘴钳

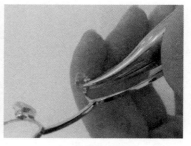

(b) 调整托叶梗

图 1 – 20　调整鼻托支架

（4）镜腿张角调整钳（平圆钳）　用于调整镜腿张角，如图 1 - 21 所示。

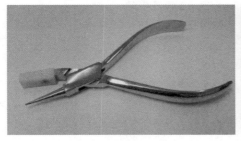

（a）平圆钳　　　　　　　　　　　（b）调整镜腿外张角

图 1 - 21　调整镜腿张角

（5）镜腿倾角调整钳：用于调整镜腿前倾角，如图 1 - 22 所示。

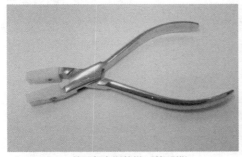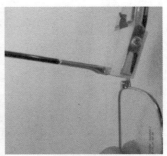

（a）镜腿倾角调整钳（镜腿钳）　　　　　（b）调整前倾角

图 1 - 22　调整镜腿前倾角

（6）镜圈调整钳　用于镜圈弯弧调整，如图 1 - 23 所示。

（7）无框架调整钳　用于夹紧无框架的螺丝，辅助其他调整钳工作，如图 1 - 24 所示。

（8）切断钳　用于无框镜架螺丝切断，如图 1 - 25 所示。

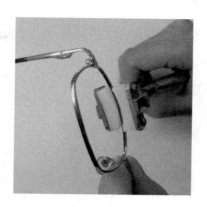

图 1 - 23　镜圈调整钳

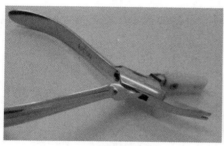

(a) 无框架调整钳

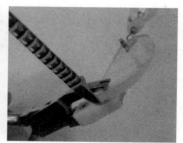

(b) 辅助调整

图 1 - 24　无框架调整钳

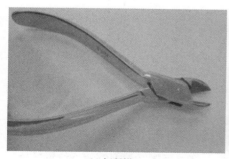

(a) 切断钳

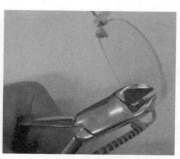

(b) 切断过长的螺丝

图 1 - 25　切断钳

三、调整钳使用的注意事项

① 整形工具系专用工具，各有各的用途，不可滥用。

② 整形工具使用时不得夹入金属屑、砂砾等，以免整形时在镜架上留下疵病。

③ 用整形钳时，用力过大会损坏眼镜，用力过小不起作用，故必须多多练习，熟能生巧，同时也需了解镜架材料。

四、配装眼镜的标准整形

（1）镜架镜面角 170°~180°，如图 1-26 所示。

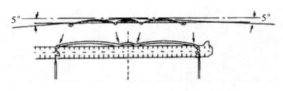

图 1-26　镜面角要求

（2）左右镜圈前倾角一致，为 8°~15°，如图 1-27 所示。

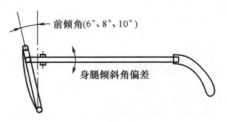

图 1-27　前倾角要求

（3）镜腿外张角相等，为 80°~95°夹角，如图 1-28 所示。

（4）双侧镜腿弯点长、垂长、垂俯角、垂内角相等。

（5）调整鼻托，使左右鼻托对称，高度、角度及上下位置适中。

镜架调整完成后，将镜架张开镜腿正反平放，四点接触平面；合拢镜腿，相互平行相叠，或者仅有极小的夹角，如图 1-29 所示。

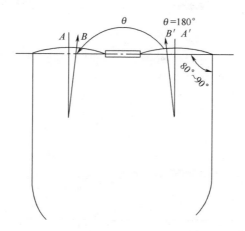

图1-28 外张角要求

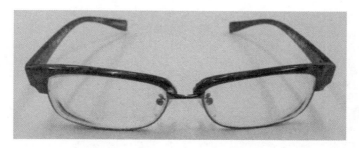

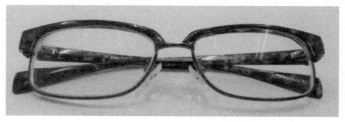

图1-29 镜架调整后的检验

五、针对性校配

1. 外观问题

外观问题是指镜架位置偏移、倾斜，镜腿松紧度不合适，镜面角和前倾角不符合要求等。

（1）镜面角的调整　左右镜框不在同一平面时的调整如图1-30所示。

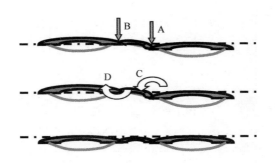

图1-30　镜面角的调整

（2）镜圈的调整　镜圈的弧度与镜片的弧度不一致时的调整，如图1-31所示。

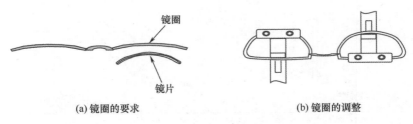

(a) 镜圈的要求　　　　　　　　　(b) 镜圈的调整

图1-31　镜圈的调整

（3）前倾角不满足要求时的调整如图1-32所示。

（4）镜腿张角的调整　张角不合适时，会导致镜架过松或者压迫颞侧皮肤，调整方法如图1-33所示。

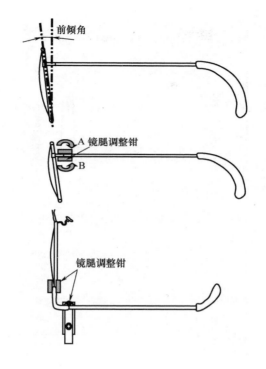

图 1-32 前倾角的调整

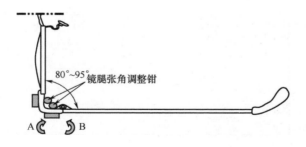

图 1-33 外张角的调整

2. 力学问题

镜架重量不能均匀地分担在鼻梁两侧及两侧耳部，造成相应部位局部不适。

（1）鼻托局部接触鼻梁的调整如图1-34所示。

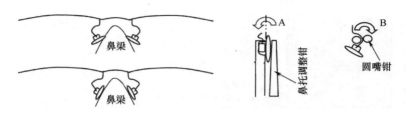

图1-34　鼻托的调整

（2）耳上点与脚套未良好接触时的调整如图1-35、图1-36所示。

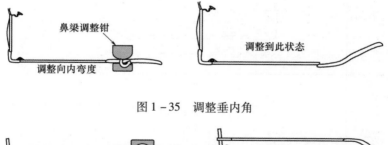

图1-35　调整垂内角

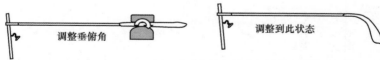

图1-36　调整垂俯角

3.视觉问题

镜眼距造成过矫或欠矫、视线与光学中心偏差造成棱镜效应、镜架变形造成散光轴位偏差等。

六、配戴不适的原因分析

1.鼻托对鼻梁压迫严重或者有压痕的原因

①鼻托的位置、角度与配戴者鼻梁不能吻合，需对鼻托的位置和角度进行调整。

②镜腿弯点长过短，镜腿上翘，将镜架压在鼻梁上，需调整弯点长。

③镜架太重，更换镜架。

2. 耳上点或耳后强烈的压迫感或磨伤的原因

①镜腿弯点长不合适。

②垂内角或者垂俯角不合适。

思考题

1. 阿贝数的含义是什么？

2. 非球面镜片的特点有哪些？

3. 简述镜片镀膜的种类和作用特点。

4. 简述全框眼镜的装配方法。

5. 镜架调整的标准要求有哪些？

6. 引起镜架偏斜的原因有哪些？如何进行调整？

7. 鼻梁受压不舒服的原因有哪些？如何进行调整？

8. 耳朵受压不舒服的原因有哪些？如何进行调整？

【实训项目1】全框眼镜镜片磨边加工

一、目标

应用手动磨边的方法加工镜片，并进行装配调整和检测。

二、工具和设备

球镜镜片、散光镜片、全框镜架、金刚石玻璃刀、自动焦度计、定中心仪、手动磨边机、调整钳、螺丝刀。

三、步骤

（一）镜片的测量

① 了解自动焦度计的结构。

② 了解界面显示的各参数含义，如图1所示。

③ 了解球镜S、柱镜C、轴向A、棱镜度和棱镜底的朝向。

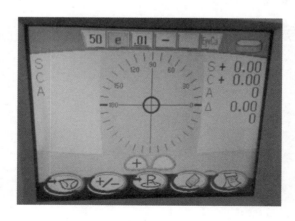

图1　自动焦度计的显示界面

④ 将镜片放在测量帽上，移动镜片，眼睛注视显示界面，测

量十字对齐分划十字后，用固定支架固定镜片，如图2、图3
所示。

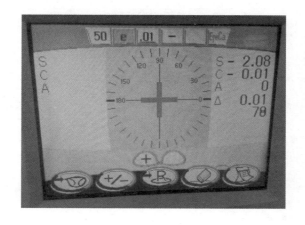

图2　十字标线对齐

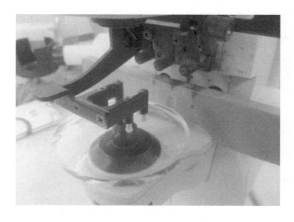

图3　固定镜片

⑤使用打印装置在镜片上打点，按下打印装置，打印镜片的
屈光度，如图4所示。

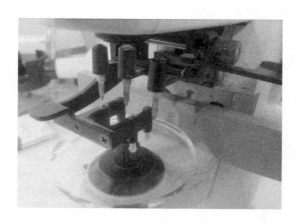

图4 在镜片光学中心打点

⑥ 退去固定装置，将镜片取下。

（二）镜架测量

① 左手拿着镜架的右眼镜圈，右手拇指和食指拿着瞳距尺，并将镜架置于眼前33cm左右的位置。

② 将瞳距尺水平放置在镜圈的水平中心线上。

③ 用瞳距尺的"零位"对准右眼镜圈颞侧的内缘处，测量至左眼镜圈鼻侧的内缘处，并读出其数值，即为镜架几何中心水平距离。

（三）模板的制作

① 确定好模板的上下和鼻颞侧的方向，并做好鼻下方的标记。

② 在撑片上画好水平基准线和中心点。

③ 将撑片放在模板上，使撑片的水平基准线和中心点与模板的水平线和中心点对齐，用铁笔或油性墨水笔垂直紧贴撑片边缘画出形状。

④ 用剪刀沿画线剪除不用部分，用锉刀将模板周围修锉光滑。不断将模板与镜圈进行比较、修整。

（四）划钳

① 将模板与镜片贴合，镜片的水平标记点与模板的水平线重合，镜片光学中心对齐模板的中心。

② 计算移心量，并将镜片移心，用尺子核实移心量。

③ 把玻璃刀的刀头左侧紧贴模板周边，用力将刀刃切入镜面，从左向右，顺着模板的方向划完一圈。

④ 用玻璃刀轻轻敲击镜片边缘，使划痕加深。

⑤ 用专用钳从划钳口夹钳镜片，钳子钳住镜片后向外用力掰下镜片多余部分。

（五）磨边

① 打开手动磨边机电源开关。

② 双手拿住镜片，采用水平磨平边或垂直磨平边的方法磨好平边，镜片尺寸要稍大于标记的尺寸。

③ 采用水平磨尖边或垂直磨尖边的方法磨好尖边。

④ 镜片磨安全角，后表面边缘一般磨两圈，前表面边缘磨一圈，以不刮手为准。

（六）装配

1. 金属镜架的装配

① 正确使用螺丝刀。

② 熟练松紧镜圈的螺丝。

③ 将螺丝松开2/3时，将镜片装入镜圈。

④ 将螺丝旋紧，如果镜片过大要对镜片进行修边，直至大小合适，再装入镜圈。

2. 塑料镜架的装配

① 熟悉烘热器的结构和使用方法。

② 将镜架使用烘热器进行加热，加热要均匀。

③ 将镜片装入镜架，顺序为内上→外上→外下→内下。

（七）整形

1. 金属眼镜架的调整

金属眼镜架调整的重点是鼻托和身腿倾斜角、外张角的调整；

镜腿弯点长度和垂长弯曲形状的加热调整。

金属眼镜架调整的难点是鼻托与鼻梁的相配，镜腿垂长部与耳朵、头部乳突骨的匹配等，因此需要大量的实践，熟能生巧，才能精益求精，使顾客满意。

（1）外张角的调整操作方法

① 一手握圆嘴钳，钳在桩头处作为辅助钳，固定不动，保护桩头焊接处牢固。

② 另一手握圆嘴钳，作为主钳，向外扭腕增大外张角，向里扭腕减少外张角。

（2）身腿倾斜角的调整操作步骤

① 一手握整形钳，钳在桩头处作为辅助钳，固定不动，保护桩头焊接处牢度。

② 另一手握整形钳，钳在镜腿铰链前（尽量靠向辅助钳，保证弯曲时铰链不受力）作为主钳，向上扭腕减小身腿倾斜角，向下扭腕增大身腿倾斜角。

（3）鼻托间距的调整

① 一手持镜架，拇指与食指分别捏住镜圈的上下方。

② 另一手持整形钳，钳住托叶梗下部，向鼻侧扭腕缩小间距，向颞侧扭腕扩大间距。

③ 在鼻托间距调整好后，用整形钳住托叶梗上部近托叶面处，按需扭腕，保证托叶面与鼻梁骨的合适角度。

（4）鼻托中心高度的调整

① 一手持镜架，另一手握整形钳夹住托叶。

② 鼻托钳往下拉，鼻托中心高度下移，镜架朝上移动。

③ 鼻托钳往上送，鼻托中心高度上移，镜架朝下移动。

（5）左右鼻托位置不对称的调整

① 一手持镜架，另一手握整形钳，钳住要调整的托叶梗下部。

② 向正确鼻托位置方向扭腕。

③ 再用整形钳钳住托叶梗上部，将托叶角度弯曲到与鼻梁骨

相配所需的角度。

④ 一个托叶完成后，再换另一个，动作如前。

（6）鼻托高度的调整操作

① 一手持镜，另一手握鼻托整形钳，钳住托叶。

② 增大鼻托高度的操作步骤：鼻托钳朝外拉，增大鼻托高度；鼻托钳转动一个角度，使托叶角度与鼻梁相适应。

③ 减小鼻托高度的操作步骤：鼻托钳朝里推，减小鼻托高度；鼻托钳转动一个角度，使托叶角度与鼻梁相适应。

（7）鼻托角度的调整操作步骤

① 一手持镜，另一手握住鼻托整形钳，钳住托叶。

② 按需转动鼻托钳调整前角、斜角、顶角，使托叶面与鼻梁骨相适应。

（8）镜腿弯点长的调整

① 先用烘热器加热垂长处脚套，防止弯裂。

② 把垂长弯曲部伸直。

③ 冷却后把镜架戴在顾客脸上，保证镜眼距，找出耳朵上正确点位置，在镜架上做好记号。

④用烘热器加热垂长部，以大拇指为弯曲支承，弯曲镜脚弯点，使记号处与耳朵上的点位置一致。

（9）镜腿尾部的复合弯曲的调整

镜腿尾部（垂长部）的弯曲有以下三种：

A 弯曲——保证垂长的前部与耳壳廓形状一致。

B 弯曲——使垂长的中部与头部乳突骨凹陷形状一致。

C 弯曲——使重长的末端向外弯曲，不压迫头部。

调整步骤如下：

① 先用烘热器加热垂长部，防止塑料脚套弯裂。

② 一手持镜架，进行 A、B、C 弯曲，以另一手大拇指为弯曲支承，食指和中指施力滑动。

（10）镜腿调整检查

① 将左右镜腿张开，倒立放置在桌面上，镜架四点接触桌

面，并稳定不动。四点是指镜圈下两点和镜腿末端两点。如果有一点没有接触桌面，需要调整身腿倾斜角，直至四点接触，并平稳。

② 将左右镜腿张开，正立放置在桌面上，四点接触桌面，并稳定不动。如果有一点没有接触桌面，需要调整垂长、垂俯角和垂内角，直至四点接触，并平稳。

③ 将左右镜腿收拢，镜腿处于整个镜架的水平状态，并左右镜腿重合。如果不重合，需要在镜腿收拢的位置下调整有偏差的镜腿，直至两镜腿重合。

（11）注意事项

① 操作时，焊接点处最好用辅助钳保护，以防焊点断裂。

② 握钳用力不能过大，以免在镜架外表面上留下压痕，影响美观。

③ 只要钳口能插入，应尽量用装有塑料保护块的整形钳。

④ 调整身腿倾斜角、外绕角时，铰链不能受力。

⑤ 脚套加热不能过度，防止塑料熔融变形。

⑥ 禁止脚套不加热进行弯曲，防止脚套皲裂。

⑦各种金属材料的回弹性能影响较大，需要操作者认真体会，掌握规律。

2. 塑料眼镜架的调整

塑料眼镜架调整的重点是外张角、身腿倾斜角、弯点长、垂长弯曲形状的加热调整。

（1）外张角调整操作步骤

① 锉削增大外张角。当外张角过小或戴镜者头大、颞距不对时，用锉刀修整镜腿的接头处，直至达到符合要求的外张角为止。

② 用加热的方法，增大或减小外张角。

a. 用烘热器对镜架桩头加热，使其软化。

b. 增大外张角：一手持架，另一手握镜腿，慢慢向外扳开所需角度。

c. 减少外张角：一手持架，另一手的食指、中指抵在内表面眉框处作支撑，大拇指在镜架外表现桩头处向里推至所需角度为止。

（2）身腿倾斜角的调整操作步骤

① 用烘热器加热软化塑料架桩头。

② 一手持架，另一手捏住镜腿，向所需方向扳至合适角度为止。

（3）弯点长、垂长弯曲形状的调整　与金属架同类的操作完全相同。

（4）注意事项：

① 塑料架的调整，尽量不用整形钳，以免留下印痕。

② 加热前应充分了解被加工镜架材料的加热特性，以免失误造成毁架。

③ 装有活动鼻托的塑料架，与金属架鼻托调整方法相同。

④ 加热操作时，注意安全，不宜过热，保护手指皮肤不被烫伤。

（八）检测

① 将眼镜下缘顶到焦度计的挡板，通过水平垂直移动，确定好镜片的光学中心和轴位，按下打印装置进行打点。

② 将测量出的散光轴位与处方进行对照，判断是否符合国家标准。

③ 用尺子测量眼镜左右镜片的单眼瞳距和瞳高，与处方要求进行对照，判断是否符合国家标准。

④ 对整副眼镜的外观质量进行检查，判断是否符合国家标准。

四、操作记录

序号	瞳距	瞳高	轴位	外观质量	备注
眼镜1					
眼镜2					
眼镜3					

项目二　半框眼镜的加工

【学习目标】了解半自动磨边机的结构；掌握半自动磨边机操作的方法；掌握镜片抛光的方法；了解开槽机的结构；掌握镜片开槽的类型和操作方法；掌握半框镜架的整形和检测方法。

知识点 1　半自动磨边

【理论要求】

1. 掌握半自动磨边机的结构和原理。

2. 掌握半自动磨边的操作方法。

　　自动磨边的特点：操作简便，磨边质量好，尺寸精度高，光学中心位置、柱镜轴位、棱镜基底的设定精确，但设备投资大，加工成本较高。

　　自动磨边按模板的存在形式分为半自动磨边和全自动磨边两种。半自动磨边是自动磨边机按实物形式的模板进行自动仿型磨削。全自动磨边是自动磨边机按电脑扫描的镜圈或撑片形状、尺寸的三维数据（无形模板）进行自动磨削。

　　半自动磨边按操作过程可分为三道工序：即模板制作工序、定中心工序、磨边工序。

一、半自动磨边机的结构

　　自动磨边工艺中的磨边采用成型法，金刚石砂轮的表面按镜架框槽沟形状110°角制作好，所以倒角匀称、磨边质量好。为了提高磨边效率，自动磨边机砂轮采用粗磨、精磨、倒角等组合砂轮。

目前使用的半自动磨边机，型号众多，外形相差很大，但机械结构、工作原理基本相同，功能按键也基本相似。半自动磨边机的操作按键包括边缘磨边类型、镜片类型、修正值调整、重修和镜片松开加紧等，如图2-1、图2-2所示。

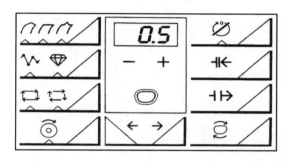

	V型自由尖边		全过程磨片	→←　砂轮移动	
	平边		半过程磨片		复位（归零）
	控制尖边		开始磨片		镜片夹紧
	树脂片	**0.5**	尺寸设置		镜片打开
	玻璃片	－ ＋	尺寸输入		镜片转动
	重修				

图2-1　M型半自动磨边机的控制面板图

二、自动磨边机的各类调节装置

（1）压力调节装置　磨削压力大，磨削量大，提高了生产效率，但砂轮寿命显著缩短。磨削压力的大小，随镜片的硬度及厚度等不同进行调整，大致的标准是磨削时无火花产生。

（2）镜片类型调节　光学玻璃与光学树脂镜片的基体硬度相

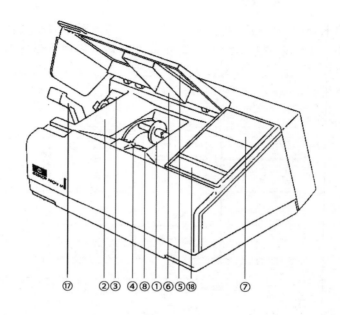

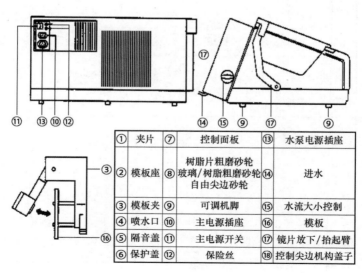

①	夹片	⑦	控制面板	⑬	水泵电源插座
②	模板座	⑧	树脂片粗磨砂轮 玻璃/树脂粗磨砂轮 自由尖边砂轮	⑭	进水
③	模板夹	⑨	可调机脚	⑮	水流大小控制
④	喷水口	⑩	主电源插座	⑯	模板
⑤	隔音盖	⑪	主电源开关	⑰	镜片放下/抬起臂
⑥	保护盖	⑫	保险丝	⑱	控制尖边机构盖子

图 2-2　半自动磨边机的结构

差很大，所以磨削时的磨削压力也应有所区别，一般磨削光学树脂镜片应减轻磨削压力。部分自动磨边机除了磨削压力有变化外，还有分别用于玻璃、树脂镜片的专用砂轮，来提高镜片加工效率和磨削质量。

（3）镜片磨边尺寸调节　根据镜架的种类（树脂、金属）不同，镜片磨边尺寸可通过尺寸调节装置使靠模砧进行上下微量调节。向上移，使被加工镜片尺寸放大，反之则缩小。

（4）倒角种类及位置的调节　考虑镜架的种类（有框架、半框架、无框架）、镜片的屈光度、装架后的美观等因素。调整镜片进入组合砂轮的成型 V 槽的位置，来达到所需尖角边（平边）的要求。

三、半自动磨边机的操作步骤

由于磨边顺序是自动转换的，磨边质量由机器保证，所以在半自动磨边机上进行操作，重点是模板与镜片的装夹和磨削加工前各控制调节按钮的预选，这些都将直接影响被加工镜片的磨边质量，因此要给予重视。

（1）模板、镜片的装夹操作

① 开启电源开关，半自动磨边机处于待工作状态。

② 把合适的模板安装在左边模板轴上。安装时，模板的上侧指示孔与轴上红点标记对准，确认左右无误后，嵌入轴上的两定位销上，用压盖固定。

③ 把定中心仪确定的安装吸盘的镜片嵌按在镜片轴的键槽内。安装时，将吸盘的标记与轴上的标记对准，用手动或机动的方式，使镜片夹紧轴上的橡皮顶块夹紧被加工镜片的凹面。手动夹紧时，夹紧力要适中，用力过大，镜片易夹裂；用力过小，磨削时镜片易移滑。

（2）镜片材料的设定操作　目前大部分半自动磨边机都有镜片材料（玻璃、树脂）选择按钮，来保证磨削质量与效率，操作时根据被加工镜片的材料进行选择。

（3）镜片加工尺寸的调整操作　由于模板尺寸通常比镜框槽沟略小及砂轮的磨损等因素，所以设定镜片加工尺寸比模板稍大，需要根据实际情况进行微调。

（4）磨削压力的调整操作　市面上的磨边机有些有压力调节，有些是根据所选择的镜片类型已设置好磨削压力，不需要进行调整。一般情况下，磨削压力在出厂时已调好，操作时可按使用说明，选择一个最佳值。

（5）倒角种类位置的调整操作

① 操作时，根据有框架、无框架、半框架，选择尖边或平边按钮。

② 根据镜片周边厚度，设定尖角在周边上分布的位置，有些自动磨边机可自动判断，不需预设。

（6）加工顺序的设定操作　如果要进行设定自动磨边的顺序：粗磨→精磨→磨尖角边（平边），则选择联动开关，否则选择单动开关。

（7）磨边启动操作　装夹好模板、镜片后关好防护盖，做好各项预定调节工作，此时自动磨边的主要手工操作阶段结束。按下磨边启动按钮开关，摆架会自动移动到粗磨区，下降，开始磨削。

（8）监控自动磨边过程　带电脑控制的自动磨边机，按下启动按钮启动后，镜片由摆架带动向下与磨边砂轮接触进行磨削，镜片轴低速旋转，当磨削至模板与靠模砧接触后，镜片轴以顺序逆转（一正一反）方式依次进行磨削，减少空行程，提高磨边效率。

当镜片基本成型后，镜片轴朝一个方向连续旋转进行光刀精加工。光刀精加工完成后，摆架自动抬起使镜片脱离砂轮，并自动移动到倒角 V 形槽成型砂轮上方，然后自动向下，使镜片进入倒角磨削。

先进行倒角粗加工，镜片轴以一个方向间歇旋转，当 V 形尖角边基本完成后，镜片轴连续向一个方向旋转进行倒角精加工，磨边全过程结束后，摆架自动抬起，使镜片脱离砂轮的 V 形槽，并向右移动到原位，磨边机自动关机停转。

（9）卸下镜片，倒安全斜角操作　自动磨边结束后，打开防护盖，按下松开按钮或旋松夹紧块，卸下镜片，并在手磨砂轮机上在镜片的凸凹两边缘上倒出宽约 0.5mm，角度为 30°的安全倒角。

四、注意事项

① 半自动磨边机之类的镜片加工尺寸的调整装置的螺旋结构存在回程误差。当刻盘向正方向旋转时，置于要求的尺寸位置即可，但当刻盘向负方向旋转时，要将刻盘过量旋转，然后再向正方向旋转至要求的尺寸位置，以消除回程误差。用数字显示的自动磨边机，直接在控制键上键入所需增减尺寸，不必考虑回程误差。

② 为了使粗磨区砂轮平均磨损，在使用中旋转调节砂轮粗磨区位置旋钮或键入位移指令，使磨削位置左右移动，提高粗磨区砂轮的寿命。

③ 在加工过程中，冷却水要充分流动。冷却水过少，会出现火花，使金刚石砂轮的寿命、锋利度显著下降，同时还会引起镜片破损。冷却水过多则飞溅出盖板，影响加工环境的整洁。

④ 冷却水要经常更换，减少水中的磨削粉末对镜片表面质量和砂轮寿命的影响。更换冷却水时，请同时清扫喷水嘴和水泵的吸水口，以保证工作时冷却水的顺畅流动。

⑤ 使用吸盘时，双面粘片（真空吸盘）不要沾上磨削粉末，否则安装时会擦伤镜片。磨削完成后将吸盘装配在镜架上，在镜片尺寸与镜框尺寸大小完全一致前不要卸下吸盘。若镜片尺寸稍大时，则可重新上机器进行二次研磨，吸盘不移动，光学中心位置不会改变。

⑥ 要经常对半自动磨边机进行清洁保养工作，随时擦去机器上的灰尘和镜片粉末，对滚动、滑动的轴承处按保养说明，加注润滑油，保证机器灵活正常工作。

知识点 2　镜片抛光与开槽

【理论要求】

1. 掌握镜片抛光的方法。
2. 掌握镜片开槽的方法。

镜片在磨边机上完成平边的磨边后，需要将镜片的表面抛光至光亮，这样可以使镜片更加美观。在镜片抛光完成后，由于要将镜片装入带有拉丝的镜架内，需要对镜片进行开槽处理，这样才能够使装入的镜片牢固。

一、抛光机的结构和原理

抛光机是用来抛去树脂镜片和玻璃镜片经磨边后磨边机砂轮所留下的磨削沟痕，使镜片边缘表面平滑光洁，以备配装无框或半框眼镜。

抛光机由电动机和一个或两个抛光轮所组成。由电动机带动抛光轮高速旋转，使镜片需抛光部位与涂有抛光剂的抛光轮接触产生摩擦，即可将镜片边缘表面抛至平滑光亮。

抛光机有两种类型。一种是立式抛光机，抛光轮材料使用叠层布轮或棉丝布轮，如图 2-3 所示；另一种是卧式抛光机，其特点是抛光轮面与操作台面呈 45°角倾斜，便于加工操作，且抛光时，镜片与抛光轮面成直角接触，免除了非抛光部分产生的意外磨伤。抛光轮材料选用超细金刚砂纸和压缩薄细毛毡。超细砂纸用于粗抛，薄细毛毡配有专用抛光剂用于细抛。

二、自动开槽机

1. 自动开槽机的用途及各部位名称

自动开槽机是用于树脂镜片经磨边后在镜片边缘表面上开挖一定宽度和深度的沟槽，以备配装半框眼镜之用，如图 2-4 所示。

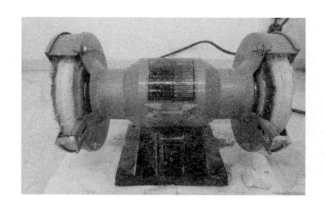

图2-3 立式抛光机结构图

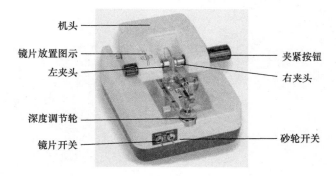

机头

镜片放置图示

左夹头

深度调节轮

镜片开关

夹紧按钮

右夹头

砂轮开关

(a) 开槽机结构

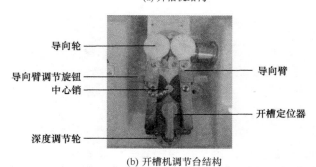

导向轮

导向臂调节旋钮

中心销

深度调节轮

导向臂

开槽定位器

(b) 开槽机调节台结构

图2-4 开槽机

2. 镜片槽型的选择

在开槽之前，首先要确定槽的类型，提起调节台，按照槽的类型设定调节台后面的弹簧挂钩。镜片槽型有以下三种类型。

（1）中心槽　适用于低度远视镜片、低度近视镜片和平光镜片。中心槽设置如图 2－5 所示。

① 提起调节台，将弹簧挂钩插入最下面的标有"C"记号的两个联结点。

② 将中心销插入两导向臂的中间。

③ 将定位器旋到中心位置。

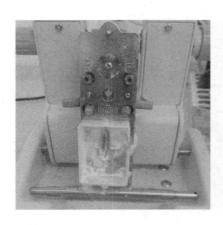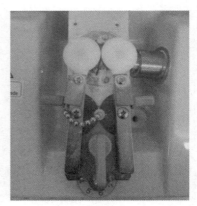

图 2－5　中心槽设置

（2）前弧槽　适用于高度近视镜片、高度近视及高度近视散光的镜片。前弧槽设置如图 2－6 所示。

① 提起调节台，将弹簧挂钩插入"F"点和"C"点的孔中。

② 移开中心销，使其悬空。

③ 夹紧镜片慢慢放到下面的镜片放置台上，转动镜片至寻找到镜片边缘的最薄位。靠拢两导向臂，转动定位器，使镜片移到需开槽的位置上。

注意：槽的位置与镜片前表面的距离不小于 1.0mm。

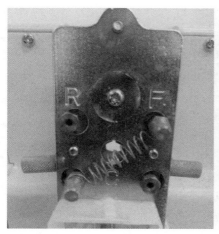
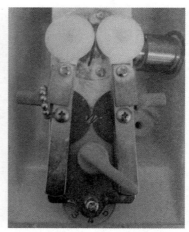

图 2 - 6 前弧槽设置

（3）后弧槽　适用于高度远视镜片、双光眼镜片。后弧槽设置如图 2 - 7 所示。

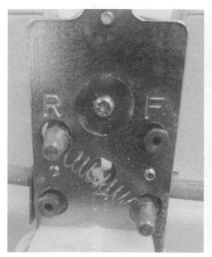
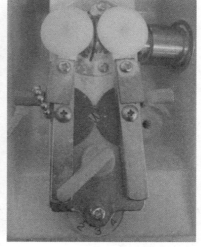

图 2 - 7 后弧槽设置

① 提起调节台，将弹簧挂钩插入"R"点和"C"点的孔中。

② 移开中心销，使其悬空。

③ 夹紧镜片慢慢放到下面的镜片放置台上，转动镜片至寻找到镜片边缘的最薄位。靠拢两导向臂，转动定位器，使镜片移到需开槽的位置上。

注意：槽的位置与镜片后表面的距离不小于 1.0mm。

思考题

1. 简述半自动磨边操作方法。

2. 简述抛光镜片的操作方法。

3. 镜片开槽的类型有哪些？

4. 前弧槽的操作方法是什么？

【实训项目2】半框眼镜镜片磨边加工

一、目标

测量半框镜架的规格尺寸，熟悉半框眼镜衬片的装卸方法。熟悉半自动磨边机的结构和使用方法，掌握使用半自动磨边机磨尖边镜片。熟悉抛光机的结构和使用方法。

二、工具和设备

半框镜架、尺子、拉丝钩、半自动磨边机、树脂镜片、全框镜架、定中心仪、焦度计、模板、抛光机、抛光剂。

三、步骤

（一）半框镜架规格尺寸的测量

半框眼镜和全框眼镜的区别主要是有一条塑料拉丝，拉丝可以在下面，也可以在上面，拉丝的主要作用就是固定镜片，如图5所示。

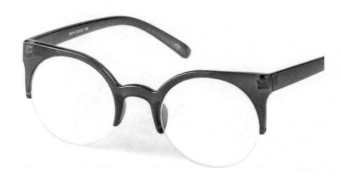

图5　半框镜架的结构

① 将半框眼镜的衬片拉开一条缝隙，把拉丝钩切入到缝隙

中，拉开拉丝，取下衬片。

② 将衬片的上半部分装入眼镜架，用拉丝钩拉开拉丝，并切入到衬片的沟槽内。

③ 将衬片的上半部分装入眼镜架，用绸带拉开拉丝，并切入到衬片的沟槽内。

④ 用尺子测量半框眼镜的衬片长度、鼻梁长度、镜腿长度。

（二）自动磨边

1. 模板、镜片的装夹操作

① 开启电源开关，半自动磨边机处于待工作状态。

② 把合适的模板安装在左边模板轴上。安装时，模板的上侧指示孔与轴上红点标记对准，确认左右无误后，嵌入轴上的两定位销上，用压盖固定。

③ 把定中心仪确定的安装双面贴吸盘或橡皮真空吸盘的镜片嵌按在镜片轴的键槽内。安装时，按照磨边机的要求确认吸盘放置方向是否准确，用手动或机动的方式，使镜片夹紧轴上的橡皮顶块夹紧被加工镜片的凹面。手动夹紧时，夹紧力要适中，用力过大，镜片易夹裂；用力过小，磨削时镜片易移滑。

模板和镜片的放置如图 6 所示。

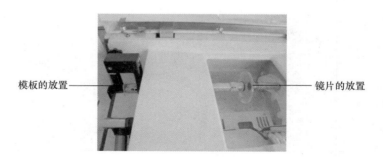

模板的放置————

————镜片的放置

图 6 模板和镜片的放置

2. 控制面板数据的设定

① 镜片材料的设定操作：目前大部分自动磨边机都有镜片材

料（玻璃、树脂）选择按钮，来保证磨削质量与效率，操作时根据被加工镜片的材料进行选择。

　　② 倒角种类位置的调整操作：半框眼镜需选择平边。根据镜架的类型可以选择尖边或平边按钮。

　　③ 磨削压力的调整操作：磨削压力出厂时已调好，操作时可按使用说明，选择一个最佳值。

　　④ 镜片加工尺寸的调整操作：由于模板尺寸通常比镜框槽沟略小及砂轮的磨损等因素，设定镜片加工尺寸需根据具体机器的情况进行设置，且根据所磨镜片的大小定期进行微调。

　　⑤ 加工连续性的设定操作：一般磨边操作都是选择全过程磨边，磨边的顺序为粗磨→精磨→尖边（平边）。如果要求磨边的镜片为高弧度的太阳镜片，则选择半过程磨边。

　　3. 磨边启动操作

　　装夹好模板、镜片后关好防护盖，做好各项预定调节工作，按下磨边启动按钮开关，将装夹模板和镜片的手臂放下，使之接触砂轮，开始磨边。

　　4. 监控自动磨边过程

　　启动后，镜片由摆架带动向下与磨边砂轮接触进行磨削，镜片轴低速旋转，当磨削至模板与靠模砧接触后，镜片轴以顺序逆转（一正一反）方式依次进行磨削，减少空行程，提高磨边效率。

　　当镜片基本成型后，镜片轴朝一个方向连续旋转进行精加工，完成后，摆架自动抬起使镜片脱离砂轮，并自动移动到精磨砂轮上进行磨边，将镜片的尺寸与模板的尺寸相符合，并对镜片磨削面进行抛光。磨边全过程结束后，摆架自动抬起，使镜片脱离砂轮，并移动到原位，当听到蜂鸣器的叫声后抬起手臂，关掉砂轮开关。

　　5. 卸下镜片，倒安全斜角操作

　　自动磨边结束后，打开防护盖，按下松开按钮或旋松夹紧块，卸下镜片，并在手磨砂轮机上对镜片的凸凹两边缘倒出宽约

0.5mm、30°的安全倒角。

（三）镜片抛光

1. 粗抛

① 逆时针旋转抛光轮螺纹棒，在其圆盘的下面装上薄细毛毡，上面装上超细砂纸，用超细砂纸粗抛需抛光表面。

② 双手手持镜片，使镜片与抛光轮面成直角状态，然后轻轻接触进行抛光。

2. 细抛

将超细砂纸换下来，安装薄细毛毡抛光轮并均匀地涂上抛光剂，然后采用与粗抛同样的手法进行抛光。

3. 注意事项

① 操作时应双手拿住镜片，以免镜片被打飞。

② 操作时镜片和抛光轮不能用力接触，以免将镜片抛焦。

③ 操作时应配戴防护眼镜和防尘面具。

④ 不使用机器时应拔掉电源插头。

（四）镜片开槽

1. 操作方法

① 深度刻度盘须调到开槽机的合适位置，因为砂轮的磨损情况不同，深度的设置也不同，需根据具体机器进行选择，两个开关都在"OFF"位置。

② 利用附件加水器，用水充分地湿润冷却海绵块。

③ 按机器上的图示方向夹紧镜片，将机头降低到操作位置。

④ 根据镜片的屈光度和具体类型选择合适的镜片槽型，进行设置。

⑤ 打开导向臂，镜片落到两尼龙导轮之间，切割轮之上。打开镜片开关至"ON"位置，使镜片转动 1/4 转后，检查确定槽的位置是否恰当。然后再打开切割轮开关，并调节槽的深度刻度盘确定槽的深度。

⑥ 大约 40s 后，切割的声音发生变化时，表明开槽完成，关闭切割轮开关后再关闭镜片开关，抬起机头。

2. 注意事项

① 开槽机的切割轮前方固定有一个小排水管，同时配有一个塞子以防偶然的喷浅，需经常拔动塞子，防止过多的积水使轴承锈蚀。

② 每日取出海绵清洗干净，使用前需注入水充分浸湿海绵，当海绵用旧后及时更换。

③ 使用前应给各转动轴部位上润滑油，并经常保持清洁。

④ 镜片较小时，会出现上下位置没有完成开槽的情况。将镜片放置的位置上移，以便完成镜片下半部分的开槽；将镜片位置下移，以便完成镜片上半部分的开槽。

（五）半框眼镜的装配

① 将半框眼镜的衬片用拉丝钩取下，如图 7 所示。

② 将完成开槽的镜片上部分装入镜圈内，用拉丝钩或绸带穿过镜架拉丝的中间，如图 8 所示。

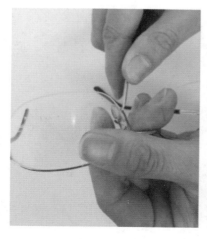

图 7　用拉丝钩取出撑片

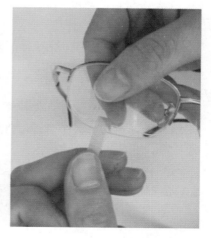

图 8　绸带穿过拉丝的中间

③ 先将拉丝的颞侧部分装入，再将拉丝的鼻侧部分装入，最后将绸带拉至中间，快速抽出，如图 9、图 10 所示。

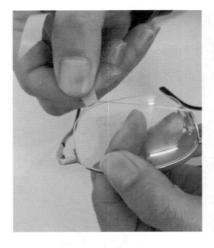 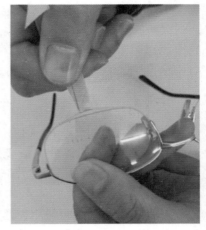

图 9　绸带穿过拉丝的颞侧　　　　图 10　绸带中间抽出

（六）半框眼镜的整形

1. 调整钳调整

半框镜架整形时，最好将镜片取下，再进行针对性调整，操作方法和全框整形的相同。

2. 修理断拉丝

① 将半框眼镜的损坏外拉丝取下。

② 选择新的、大小合适的外拉丝，穿过镜架的小孔，并将一端卡紧，如图 11 所示。

③ 将镜片放入镜圈内，拉丝绕镜片到达镜圈另一端的第二个小口位置，剪断拉丝，如图 12、图 13 所示。

④ 取下镜片，将拉丝穿过小孔，并拉紧，如图 14、图 15 所示。

⑤ 用拉丝钩或绸带将镜片装入镜架。

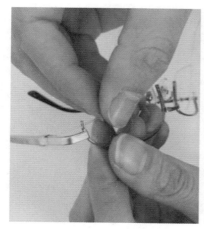 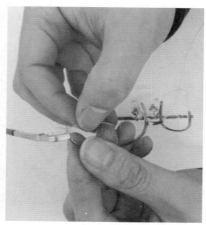

图 11 拉丝穿过镜架小孔

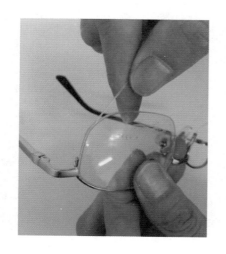

图 12 拉丝绕镜片一圈

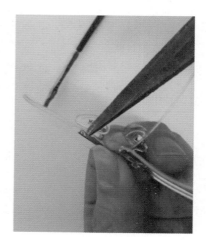

图 13 在第二个小孔处剪断拉丝

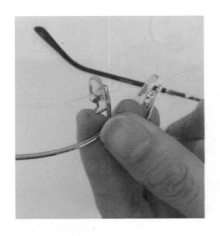

图 14　拉丝穿过镜架小孔

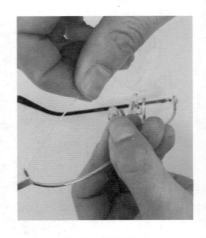

图 15　拉紧拉丝

四、操作记录

镜片	瞳距要求	轴位要求	瞳距结果	轴位结果	备注
镜片1					
镜片2					
镜片3					
镜片4					

项目三　无框眼镜的加工

【学习目标】了解全自动磨边机的结构；掌握全自动磨边机操作的方法；了解镜片钻孔机的结构；掌握镜片钻孔操作方法；掌握无框镜架松动的原因和处理方法。

知识点1　全自动磨边

【理论要求】掌握全自动磨边机磨边的结构和操作步骤。

全自动磨边和半自动磨边的主要区别是增加了扫描仪，配备开槽与钻孔功能。通过对眼镜框形或撑片的扫描，能够获得镜片磨边的形状大小等数据，消除了制作模板的麻烦，而且还能够自动计算出移心量，完成定中心的步骤。开槽与钻孔的操作可数字化设定，精确度更高，外观更好。

一、全自动磨边机的结构

全自动磨边机由扫描仪和磨边机组成，如图3-1所示。扫描仪扫描镜架或撑片后，将数据传导到磨边机上，对镜片来进行磨边。

二、全自动磨边机的操作步骤

① 用扫描仪扫描取下撑片的全框镜架，或扫描半框或无框镜架的单侧撑片，一般默认是扫描右侧撑片。

② 如果是扫描撑片，需要输入鼻梁的尺寸。

③ 输入左右眼的瞳距、瞳高数据。

④ 按照磨边机的提示，对镜片进行移心，将吸盘与镜片粘合牢固。

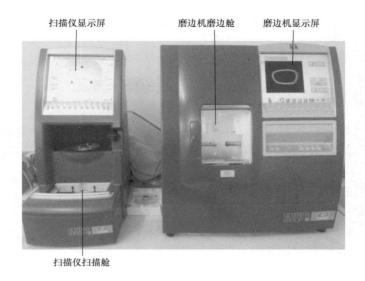

扫描仪显示屏　　磨边机磨边舱　磨边机显示屏

扫描仪扫描舱

图 3 - 1　全自动磨边机的结构

⑤ 对磨边机进行数据设置，如选择镜片的材料，选择是否需要抛光，选择镜片磨边的压力，选择镜片边缘的形状，磨成平边、尖边还是凹槽边，选择倒边类型，调整镜片磨边的修正值。

⑥ 装好镜片，进行磨边。

⑦ 在镜片磨好后，将镜片取出，检查镜片的大小是否合适，如果镜片尺寸偏大再进行重修。

⑧ 重修，直到镜片大小合适，再卸下镜片上的吸盘。

知识点 2　镜片钻孔

【理论要求】 掌握钻孔机的结构和操作方法。

一、无框眼镜架

无框眼镜架又称打孔架，是通过在磨边成型的镜片上打孔，将镜片与镜架的鼻梁和镜腿部分用螺栓连接固定而成的眼镜。

无框眼镜架的种类很多，有的直接在镜片的鼻侧和颞侧各打一个孔，然后在鼻梁和镜腿上用一个螺栓螺丝和挡片固定镜片。有的在镜片的鼻侧和颞侧各打两个孔，然后通过螺栓螺丝或塑料套管固定镜片。有的在镜片的鼻侧和颞侧各打一个孔和一条槽，然后通过螺栓螺丝和立柱固定镜片。还有的是拉丝与打孔结合来固定。

无框眼镜的桩头设置有两种类型：安装在镜片前表面或后表面。

无框眼镜的镜片不需配装在眼镜架的框槽里，镜片形状和尺寸大小可以进行修改。由于无框眼镜架与镜片相连并固定的部件是按原样板设计配合的，在修改样板的形状和大小时，要考虑镜片与镜架（鼻侧、颞侧）连接处是否符合原样板的设计，钻孔的位置也要符合配戴者鼻梁高低的需要。确定镜片钻孔的位置要参照原样板孔隙位置，在镜片的水平基准线与镜片边缘的垂直线所构成的平面坐标上来确定，用镜架外框（鼻侧、颞侧）的连接部件嵌套镜片，核对钻孔标记的准确度，检验改型后镜片边缘与连接部件的吻合度，必要时要做修整。

二、打孔机的结构

目前加工无框眼镜片的打孔机种类很多，有传统的打孔机、打孔锯槽机、数字化打孔机。打孔机的发展是和无框眼镜架的框型的设计开发同步的。

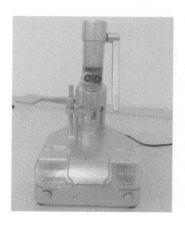

图3-2　打孔锯槽一体机

打孔锯槽一体机是目前使用较广泛的一种打孔机类型，其主要结构包括钻头、铰刀、定位装置和锯槽轮，如图3-2所示。

1. 钻头、铰刀

两个同类型的钻头和一把扩孔铰刀为钻孔刀具，如图3-3所示。

两个钻头尖向相对，最小间隙 0.1mm，分别安装在微型电机轴上，其中尖向朝下的钻头可通过钻孔控制臂的机械运动做上下运动，用于镜片预钻；尖向朝上的钻头与扩孔铰刀安装在同一个轴的两端。扩孔铰刀为锥形，直径 1.5 ~ 2.5mm，是镜片钻孔的成型钻。

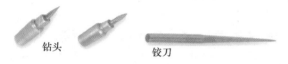

图 3 - 3　钻头和铰刀的形状

2. 定位装置

定位装置包括镜片钻孔位置固定挡板和钻孔直径调节固定栏。钻孔位置挡板可前后移动，其作用是以一个起点规定镜片的孔边距即钻孔位置。钻孔直径调节固定栏安装在扩孔铰刀上，固定栏设置在不同位置，铰刀的直径也随之变化，可钻出相应大小的圆孔，如图 3 - 4、图 3 - 5 所示。

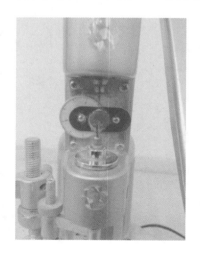

图 3 - 4　钻孔机固定挡板

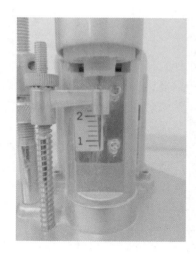

图 3 - 5　钻孔机固定栏

3. 锯槽轮

锯槽轮可以在镜片上开出一条用于固定镜片的凹槽，锯槽轮的锯槽尺寸有 0.8mm 和 1.0mm 两种规格，根据所需槽的宽度进行选择使用，分别在机器的两侧，如图 3-6 所示。

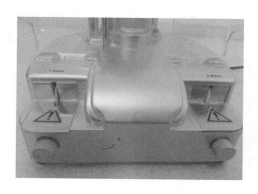

图 3-6　钻孔机锯槽轮

三、钻孔机的使用方法

1. 预钻与成型钻

镜片钻孔按其步骤先后分为预钻和成型钻。在镜片钻孔定位标记上先做浅表且小范围不穿孔的打钻为预钻，在预钻的基础上按孔隙的直径要求并将孔钻穿称为成型钻。预钻的目的是确定镜片钻孔定位，出现误差可以修正。预钻形成的凹陷是成型钻的基础，起到钻穿镜片及扩孔固定的作用。

为保证钻孔定位准确无误，预钻又分为两步进行，先在镜片钻孔标记的两面产生点状痕迹，经核对位置后才实施预钻到位操作。

2. 孔边距的确定

孔边距是指镜片边缘到钻孔位置的数值。包括同一平面里的水平、垂直距离及镜片两个面的孔边距离。同一面的两个镜片孔边距相等，钻孔位置才对称，才能使无框眼镜整体和谐；单一镜片的孔边距正确，钻孔定位准确，才能保证镜片光学中心、散光轴向不偏移；镜片两面的孔边距、钻孔角度合理，才能保证无框眼镜装配平稳牢固。

孔边距的确定是指镜片钻孔操作时钻头不偏离钻孔位置。只有固定镜片位置，孔边距才有可能确定，其方法是在钻孔之前，调整钻孔机钻孔挡板位置，使其与镜片钻孔边缘紧贴，以此作为镜片孔边距确定的起点。

3. 钻孔操作方法

（1）预钻　镜片钻孔面朝上轻放在下方钻头上，调整好钻孔定位装置。左手固定镜片，右手拇指按下控制臂，中指打开预钻电源开关。若只是在镜片表面产生钻孔痕迹，则以钻头仅接触镜片为宜，若要完成预钻则控制臂要匀速向下按到极限，如图3－7所示。

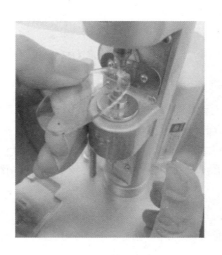

图3－7　钻孔预钻

（2）成型钻　打开电源开关，双手平稳握紧镜片，前表面朝上，先在镜面预钻凹陷中心轻贴铰刀尖，均匀地将镜片向上推至孔隙，接近固定栏位置；再翻转镜片，将镜面推至固定栏止，如图3-8所示。成型钻扩孔需要修正预钻孔隙角度，镜片向上推的过程中用力偏重于要修正扩孔的方向。

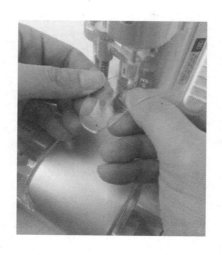

图3-8　钻孔成型钻

4. 钻孔角度

镜片装配的稳固性、镜片装配后的张角大小与钻孔的角度有关。钻孔的角度原则上垂直于镜面，但不同性质的镜片因其镜面度组合及边缘厚度不同，钻孔的角度也不同。凹透镜钻孔的角度垂直于镜面略向镜片中心倾斜；凸透镜钻孔的角度垂直于镜面略平行于镜片主轴；平光镜钻孔的角度垂直于镜面。

5. 锯槽

测量撑片上槽的宽度，选择锯槽轮的尺寸，调整好锯槽的深度位置。在镜片上标记好锯槽的位置，打开开关，双手把镜片压在锯槽台上，笔直往前推，直到挡板为止，如图3-9所示。

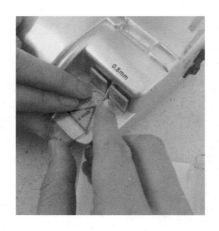

图 3 – 9　镜片锯槽

四、无框眼镜的装配

无框眼镜是依靠螺钉、螺母把镜片与金属鼻梁、镜腿连接起来并加以固定的眼镜。在无框眼镜的使用过程中，最容易受损的是镜片钻孔处。为了保证无框眼镜的质量及使用寿命，在无框眼镜的装配过程中，螺钉穿孔固定镜片时，钻孔处要安放塑胶套管，并在镜片的前后两面装上塑胶垫片，以缓冲镜片所受的应力，起到保护镜片的作用，避免镜片直接与螺钉挤压，造成钻孔处破裂。

无框眼镜的安装先从鼻侧开始，再到镜腿。镜片与镜架连接前要在镜片的前后两面装上垫片，拧紧螺钉后返回半转。装配时，螺钉的长度应与镜片的厚度相配，如果螺钉过长可使用专用钳剪短，并配上螺母，以保证配戴安全。

将眼镜反置于平面板上，检查两镜片是否在同一水平面上，眼镜是否扭曲变形，镜腿的外张角是否理想，镜腿与前镜面所形成的倾斜度是否合理，鼻托叶是否对称等。调整时要用无框架辅助调整钳，待符合要求后，拧紧螺钉。如无法调整，则需将镜片拆下，调整后再装上。操作时不可用力过猛，因为镜片上的钻孔所能承受的力极小，力度过大会引起镜片钻孔处破裂。

五、无框眼镜连接松动的处理

无框架眼镜装配和使用过程中最容易出现的问题是镜片连接松动，要检查出松动的原因，再进行针对性调整处理。

1. 松动的原因

① 导致无框眼镜镜片松动最直接的原因是连接装配时螺钉没有拧紧，使镜片松动。

② 镜片钻孔定位时，孔的位置与镜片边缘的距离太近，镜架连接部件支撑不力导致镜片松动。

③ 镜片钻孔直径太大，镜架连接螺钉有缝隙致使镜片松动。

④ 镜片表面弯度太大，与镜架连接部件不吻合，连接附着力不够导致镜片松动。

2. 处理方法

① 如果是连接螺丝过松，使用无框眼镜专用的六角或四角套管将螺钉拧紧。如果仍然松动，考虑导致镜片松动的其他原因，再做针对性地处理。

② 如果是钻孔定位离镜片边缘过近，要加强各连接部位的固定，尽量弥补钻孔定位的不足。仍然存在连接松动时需换镜片重新定位钻孔。

③ 如果是钻孔直径太大，用六角或四角套管将无框眼镜的连接螺钉拧下，取下镜片。卸下镜片原来的塑胶套管和垫片，在镜片上重新换上新的（稍厚）套管，重新连接装配镜片。仍然存在连接松动时须换镜片重新加工。

思考题

1. 简述全自动磨边机的结构。

2. 简述钻孔锯槽机的结构。

3. 无框眼镜加工的步骤有哪些？

4. 无框眼镜松动的原因和处理方法有哪些？

【实训项目3】无框眼镜镜片磨边加工

一、目标

掌握全自动磨边机的结构和操作方法，掌握钻孔机的结构和操作方法，掌握无框眼镜镜片磨边加工的方法。

二、工具和设备

无框眼镜架、镜片、全自动磨边机、钻孔机、调整钳。

三、步骤

（一）无框眼镜架的测量

使用瞳距尺测量无框眼镜架的规格尺寸，如图 16 所示。

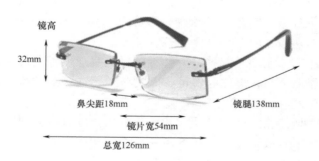

图 16　无框眼镜架的结构和规格尺寸

（二）全自动磨边

1. 全自动扫描仪的结构

全自动扫描仪结构如图 17 所示，按键图标如图 18 所示。

2. 磨边机结构

全自动磨边机如图 19 所示，镜片夹头如图 20 所示，按键图标如图 21 所示。

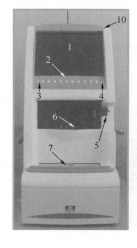
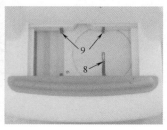

图17　全自动扫描仪的结构

1—屏幕　2—控制键盘　3—亮度调节按钮　4—对比度调节按钮　5—中心臂
6—镜片支架　7—扫描舱　8—探头　9—镜架夹　10—主开关

 启动/初始化　　　　 定心十字，单焦镜片

 停止扫描　　　　　 定心十字，平顶双光眼镜

 双眼对称扫描　　　 定心十字，渐进镜片

 左眼扫描　　　　　 定心十字，一线双光镜片

 右眼扫描　　　　　 定右眼中心

 双眼不对称扫描　　 定左眼中心

 板材镜架　　　　　 半瞳距(+)/(-)调整

 金属镜架　　　　　 瞳高调整

 软性镜架　　　　　 上吸盘

图18　扫描仪的按键图标

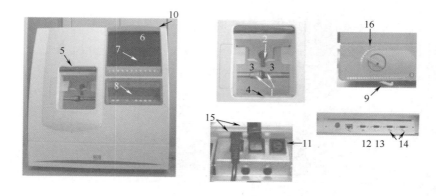

图 19　全自动磨边机的结构

1—镜片夹头　2—水流喷嘴　3—探头　4—开槽和倒边轮　5—自动门　6—加工镜片观测屏幕［尖边加工，平边］　7—控制键盘 A　8—控制键盘 B　9—水流量调节10—主开关　11—电源插座　12—条码阅读器插口　13—RS232 计算机串口　14—扫描仪、磨边机、电脑连接插口　15—水泵和电磁阀接口　16—前水水流调整旋钮

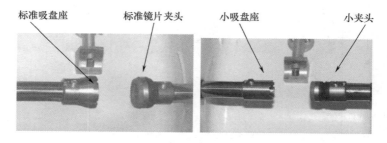

图 20　磨边机的大小夹头

3. 全自动磨边机的使用

全自动磨边机的操作流程为用扫描仪扫描镜架或撑片，用自动焦度计对镜片进行测量打点，对扫描的数据进行设置，将镜片移心后用吸盘粘附镜片，将数据传入到磨边机，对磨边机进行数据设置，将镜片装入夹头并夹紧，开始磨边，磨边完成后检查是

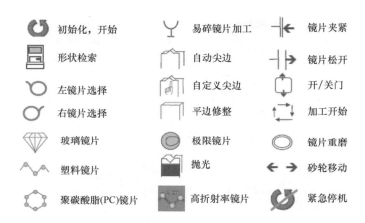

图21 全自动磨边机的按键图标

否磨好，如果镜片尺寸偏大再进行重修。具体步骤如下：

① 用扫描仪扫描去掉撑片后的全框镜架，或者是扫描半框或无框镜架的单侧撑片。扫描撑片时要用尺子测量鼻梁的尺寸或读取镜腿内侧的鼻梁尺寸数据，并输入到扫描仪中。如图22至图24所示。

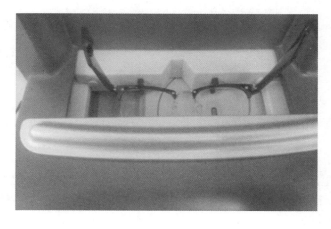

图22 扫描仪扫描去掉撑片后的全框镜架

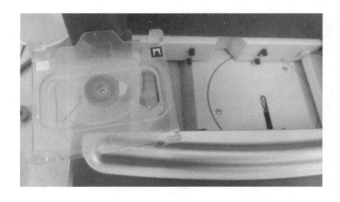

图 23　扫描仪的扫描卡托用双面胶片粘附住撑片

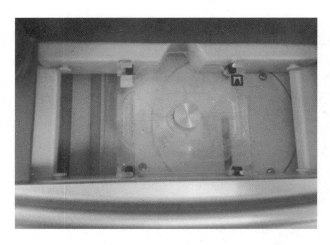

图 24　扫描仪扫描撑片

②　对眼镜片数据进行设置，先选择类型（单光镜片、双光镜片还是渐进多焦点镜片），再输入左右眼的瞳距、瞳高的数据，如图 25 所示。在输入的过程中一般按照先右后左的顺序进行输入。

在图 26 中可以看出镜架的鼻梁尺寸为 $D = 18\text{mm}$，镜架几何中心距离为 73mm；镜片的右侧瞳距为 32mm，瞳高为 18mm，最

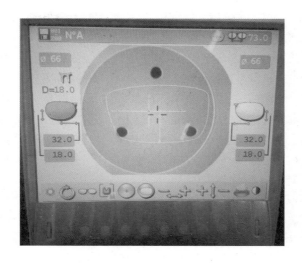

图 25　扫描仪参数进行设置

小镜片尺寸为 66mm；左侧瞳距为 32mm，瞳高为 18mm，最小镜片尺寸为 66mm。

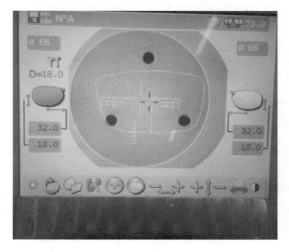

图 26　参数的设置

③ 将镜片进行移心，装配吸盘。吸盘粘上镜片后，检查是否正确。

④ 将数据传入到磨边机，对磨边机进行数据设置，选择镜片的材料（玻璃镜片、低折射率树脂镜片、高折射率树脂镜片还是PC 镜片），选择是否需要抛光，选择镜片磨边的压力，选择镜片边缘的形状（平边、尖边还是凹槽边），选择是否需要倒边（前表面倒边、后表面倒边和前后表面倒边）。调整磨边镜片大小的修正值，"＋"是增大所磨镜片的尺寸，"－"是减小所磨镜片的尺寸，数字越大，变化越大。

在图 27 中，图中按键的作用从左到右依次是：传入扫描仪的数据信息，所选镜片为右侧镜片，所选镜片材料为高折射率镜片，不需要对镜片进行抛光，选择较小压力进行磨边，选择对镜片磨尖边，不需要倒边，普通镜片磨边，修正值加减。

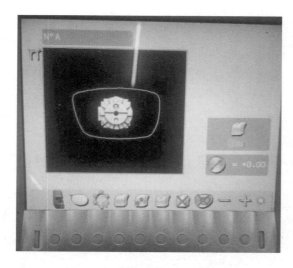

图27　自动磨边机参数的设置

⑤ 将镜片装入夹头。在装入前，要确认镜片的上下位置，装入后再轻轻旋转，检查是否卡住。按住夹紧键夹紧镜片，按开始

键进行磨边，防水盖自动关上。

在图28中，砂轮的排布从左到右依次为：玻璃镜片粗磨轮，镜片细磨尖边轮，镜片抛光尖边轮，树脂镜片粗磨轮。

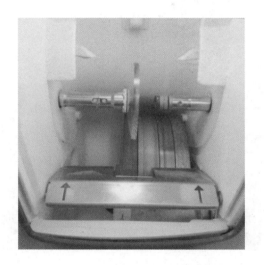

图28 自动磨边机的砂轮结构图

在图29中，最下面的按键功能从左到右依次为：镜片夹紧键，镜片松开键，开始键，防水盖打开/关闭键，镜片重修键，砂轮向左移动键，砂轮向右移动键，紧急停止键。

⑥ 镜片磨好后，自动磨边机会自动停止，并打开防水盖，按住镜片松开键，将镜片取出，检查镜片的大小是否合适，如果镜片尺寸偏大进行重修。

⑦ 检查镜片大小合适，卸下镜片上的吸盘，手动磨边机上对镜片进行安全角倒边。

（三）镜片钻孔

1. 标记打孔的位置

（1）按镜架原样确定钻孔位置

① 在镜架样板（撑片）上画好加工的水平基准线。

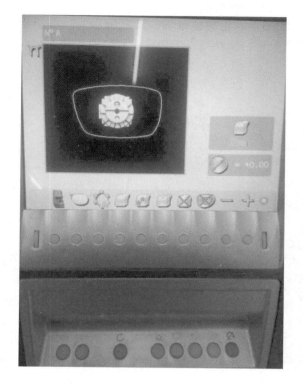

图 29　自动磨边机的操作按键图标

　　② 将镜架样板放在镜片下面紧贴好，并使样板加工水平基准线与镜片水平基准线重合。

　　③ 用油性笔通过镜架样板上的孔隙做标记。

　　（2）修改镜架样板确定钻孔位置

　　① 用尺子分别测量镜架连接部件（螺钉或卡叶）位置的数据。

　　② 根据戴镜者需要或参照原样板孔隙设定钻孔位置高度。

　　③ 确定钻孔位置的平面坐标，确定钻孔和开槽的位置。以镜片水平基准线为起点，确定钻孔位置的高度；以镜片边缘为起点，确定钻孔位置的水平距离。

（3）核实检查钻孔标记的准确性

① 用镜架外框（鼻侧、颞侧的卡叶）嵌套镜片核对标记。

② 检测卡叶与修改镜片边缘是否吻合核对标记。

③ 检查两镜片标记与水平基准线是否平行对称。

（4）注意事项

① 镜片钻孔位置的确定不只是在钻孔前多次核实，而且在钻孔过程中也要不断地验证和修正。

② 颞侧的钻孔标记仅仅作为参考，具体位置应在完成鼻侧钻孔两镜片装配后，再以镜架的镜腿嵌套颞侧孔边距而镜腿合拢平行，才能最后确认。

2. 镜片的预钻和成型钻

（1）镜片鼻侧预钻孔（两镜片分别进行）

① 镜片前表面朝上放在两钻头间，钻头对准鼻侧钻孔标记。

② 调整钻孔固定挡板，使之紧贴镜片鼻侧钻孔边缘的位置。

③ 将样板的鼻侧孔放在铰刀上，测量孔径的大小，调整孔隙固定栏位置。

④ 左手将镜片鼻侧放在预钻孔的位置上，右手拇指与中指配合按下控制臂和打开电源开关，但钻头同时旋转产生点状痕迹后停止钻磨。

⑤ 取出镜片检查核对鼻侧钻孔定位，两镜片钻孔定位应对称重合。

⑥ 当定位对称重合后，完成镜片鼻侧孔预钻。

（2）镜片鼻侧孔成型钻（两镜片分别进行）

① 打开成型钻（扩孔铰刀）电源开关，双手平稳握紧镜片，将预钻凹陷中心轻贴铰刀尖。

② 双手握紧镜片，均匀地将镜片向上提，使用铰刀将孔隙扩到接近固定位置，取出镜片，再将镜片的另一面扩孔，直至镜片上提至固定栏停止。

③ 在镜片向上提的过程中，用力偏重于要修正角度的扩孔方向。在镜片的另一面扩孔时，用力也要偏重于修正角度的方向，

直至镜片上提至固定栏停止。

④ 测量样板的鼻侧凹槽宽度和深度，根据宽度选择锯槽轮，再调整锯槽轮的深度。

⑤ 将镜片按照所画的标记进行锯槽。

⑥ 两镜片鼻侧初步连接核对，确认是否平行对称。

⑦ 对镜片颞侧进行钻孔和锯槽，方法步骤与鼻侧钻孔锯槽相同。

（3）注意事项

① 为防止孔边碎裂，镜片预钻时要慢速按压控制臂，降低钻头对镜片的压力速度。

② 锯槽时，要拿稳镜片，锯槽轮的转动会将没有拿稳的镜片打飞。

③ 锯槽时要平行向前推进，不能将槽开弯。

（四）装配

① 检查镜片的打孔情况与镜架连接部件（鼻梁螺钉、桩头）的匹配情况。

② 把螺钉穿入右镜片鼻侧孔内，在螺钉上放上塑胶垫片，拧紧右镜片鼻侧螺钉后返回半转，完成右镜片与镜架鼻侧连接。

③ 按照同样的方法装配左侧镜片的鼻侧。

④ 用手轻轻转动镜片连接位置，检查螺钉是否过松。用测量卡检查镜片连接后是否平行对称。

⑤ 把螺钉穿入右镜片颞侧孔内，在螺钉上放上塑胶垫片，拧紧右镜片颞侧螺钉后返回半转，完成右镜片与镜架颞侧连接。

⑥ 按照同样的方法装配左侧镜片的颞侧。

⑦ 用手轻轻转动镜腿连接位置，检查螺钉是否过松。张开和闭合两镜腿，检查镜腿开合是否顺畅。检查镜腿的外张角是否符合标准。检查镜腿与前镜面的前倾角与原镜架设计是否相同。

⑧ 检查整副眼镜的装配质量，检查镜面角是否合格，检查左右镜片的对称性，检查前倾角、外张角是否符合要求。

⑨ 如果有不符合要求的情况，使用调整钳对眼镜进行微调，调整好之后，拧紧螺钉，用专用钳剪除螺钉余量，套上保护螺母。

（五）整形

无框眼镜是由螺钉与架梁及镜腿连接起来的，在调整过程中要注重无框架辅助调整钳的使用，联合其他调整钳进行调整。由于钻孔处的承受能力较弱，镜片容易破裂，在需要较大力量调整时，需将镜片拆卸下来再进行调整。调整钳的使用和全框镜架的调整方法相同。

项目四 多焦点镜片的加工制作

【**学习目标**】 了解多焦点眼镜片的发展历史；掌握双光镜各参数的含义和规格尺寸的测量方法；掌握双光镜棱镜效应的含义和计算方法；了解双光镜像跳现象的含义和计算方法；掌握渐进多焦点镜片各参数的含义和规格尺寸的测量方法；了解渐进多焦点镜片的优缺点；掌握渐进多焦点镜片的适合人群和不适合人群。

知识点1 双光镜

随着年龄增长，人眼的肌肉会松弛，睫状肌的张力会减弱，晶状体的弹性也会减弱，导致人眼调节力的减弱，出现视近模糊，视近不能持久，需要在视远清晰的基础上加附加镜才能有清晰持久的近视力。如果在视远时有屈光不正，需要配戴眼镜矫正的情况下，视近也需要一副矫正眼镜。这时往往需配两副眼镜分别对视远和视近作视力矫正戴用，很不方便，因此产生了将两种屈光力或两个以上屈光力磨在同一镜片上，成为不同注视作用的区域镜片，这种镜片就称作多焦点眼镜片。其中，包含两个不同屈光力的镜片为双光镜；包含三个不同屈光力的镜片为三光镜。

双光镜在视物过程中无法注视中间距离的视物目标，且子片分界线影响了镜片的外观，研究人员开始设计外观无分界线，能够同时满足远、中、近不同距离视物需求的眼镜片。渐进多焦点镜片是在一个镜片内包含远、中、近三个连续的注视区域，且外观没有分界线的镜片。

一、双光镜的类型

（一）分离型（福兰克林式）双光镜

分离型双光镜是最早出现的、也是最简单的双光镜类型，其发明人一般公认为是美国名人福兰克林。分离型双光镜使用两片不同度数的镜片，分别作为视远和视近区进行中心定位。这个基本原理至今仍用于所有的双光镜设计中。

（二）胶合型双光镜

将子片用胶黏着到主片上。以前使用加拿大香杉胶，这种胶容易上胶，也可以在机械、热力、化学作用退化后再上胶。现在一种性能更好的经紫外线处理的环氧树脂已经逐渐取代前者。胶合型双光镜使得子片设计形式和尺寸更加多样，包括染色子片和棱镜控制设计。为了使分界线无形，难以被察觉，子片可以做成圆形，光学中心和几何中心重合。华夫式双光镜是一种特殊的胶合型双光镜，子片在一个临时承载体上加工，可以把边缘做得很薄而且难以分辨，从而改善外观。

（三）熔合型双光镜

将折射率较高的镜片材料在高温下熔合到主片上的凹陷区，主片的折射率较低。然后在子片表面进行磨合，使子片表面与主片表面曲率一致，感觉不到存在分界线。阅读附加度数 A 取决于视远区前表面屈光力 F_1、原凹陷弧曲率 F_c 和熔合比率。熔合比率是指两种相熔合镜片材料折射率之间的函数关系，以 n 代表主片玻璃（通常是皇冠玻璃）折射率，n_s 代表数值大的子片（火石玻璃）折射率，则熔合比率 $K = \dfrac{n-1}{n_s - n}$，所以 $A = \dfrac{F_1 - F_c}{K}$。从上式可以看出，理论上改变主片前表面曲率、凹陷弧曲率和子片折射率都可以改变近附加度数，但是实际上一般只是改变子片折射率来实现。

树脂双光镜都是整体型双光镜，以铸模法制造。熔合双光镜都是用玻璃材料制造的。玻璃整体双光镜则需要较高的磨片技术。

（四）E 型或一线双光

这种双光镜有很大的近用区，是一种无像跳的双光镜，可用玻璃或者树脂材料制成。实际上，E 型双光镜可以被认为是在近用镜上附加视远用的负度数。镜片上半部边缘厚度较大，可通过棱镜削薄法，使镜片上下边缘厚度相同。棱镜削薄后的镜片应加减折射膜，消除内折射。

双光镜按照子片形状分为圆顶双光镜、平顶双光镜、一线双光镜和特殊类型双光镜，如图 4 - 1 所示。

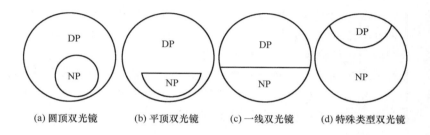

(a) 圆顶双光镜　　(b) 平顶双光镜　　(c) 一线双光镜　　(d) 特殊类型双光镜

图 4 - 1　双光镜的类型
DP—远用区　NP—近用区

二、双光镜的视力矫正区域

双光镜能够同时矫正配戴者远距视力和近距视力。在全视野中，双光镜分割了清晰视力区，产生了两个具有不同视觉特性的区域。例如一个调节幅度为 2.00D 的老视者，近用近附加为 +1.50D，如图 4 - 2 所示。配戴双光镜后，通过远用主片看到的清晰视力范围没有改变，从无限远处（调节放松）到眼前 0.5m（使用最大调节）。然而，在近用阅读区，近附加 +1.50D 使远点和近点都向眼睛靠近。用近用子片看东西，调节静止的远点移至眼前 0.67m，使用最大调节的近点移至眼前 0.3m。此时配戴者能够看清楚 0.3m 视野范围以外的物体。

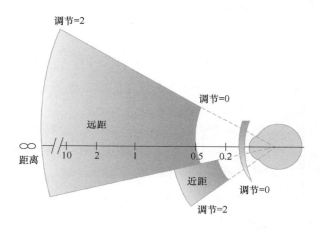

图 4 - 2　双光镜的视力矫正区域

三、棱镜效应

在双光镜验配过程中，一个非常重要的考虑点是视近区的棱镜效应。当确定视近区的棱镜效应时，可以把双光镜想象为由两个独立的镜片组成：主片，其屈光力通常是视远矫正度数；附属子片，其屈光力相当于阅读近附加的度数。

以 O_D 表示主片的光学中心，即远光心，O_S 为子片光学中心。视近区的总度数是视远区度数和近附加之和，而视近区某点棱镜效应则为主片和子片分别产生的棱镜效应的总和。

【例 4 - 1】假设视近点 NVP 位于远光心下方 8mm，子片顶下方 5mm，求该处的棱镜效应。

解：主片屈光力为 +3.00D，主片在 NVP 的棱镜效应

根据 $P = CF$，得出 $P = 0.8 \times 3.00 = 2.4^{\triangle}BU$

子片近附加 +2.00D，如子片直径为 38mm，从分界线到了片几何中心（亦即光学中心）的距离为 19mm，由于 NVP 在子片顶下方 5mm，则 NVP 位于子片中心上方 14mm，即 1.4cm。

子片在 NVP 产生的棱镜效应为 $P = CF = 1.4 \times 2.00 = 2.8^\triangle BD$。

NVP 的总棱镜效应为 $P = 2.8 - 2.4 = 0.4^\triangle BD$。

如果是远视者，原先配戴单光远用矫正时，已经适应看近时存在的底朝上的棱镜效应。如果老视时配戴双光镜矫正，NVP 的棱镜量会发生改变。

一般来说，无形双光镜的近用区中心的定位取决于主片的度数、子片的度数和直径，为了更好地控制近用区的光学中心位置，通常用棱镜控制双光镜。

四、双光镜的像跳

在眼睛转动使视线从双光镜的视远区进入到视近区时，在跨越子片分界线时会突然遇见由子片产生的底朝下的棱镜效应。

子片在其范围内各点产生棱镜效应，以子片光学中心 O_S 作为棱镜的底。在第一眼位时，眼睛通过视远区中心看远，眼睛逐渐下转时，由于和远光学中心距离渐远，主片产生的棱镜效应逐渐增大。当眼睛从子片顶部进入到子片区域，则碰到突然出现的由子片产生的底朝下的新棱镜效应。

上述效应对于配戴者来说是双重的。首先，实际位置在 AT 方向的物体，看起来"跳"到 BT 方向了，如图 4-3 所示。其次，

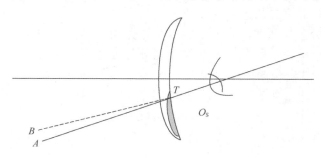

图 4-3　双光镜的像跳

在∠BTA内的光线，不能进入眼内。子片顶导致了一个环形盲区的出现，双光镜配戴者不能看到里面的物体，当变化位置时，又忽然地"跳"出来。

像跳效应就是子片在分界线产生的棱镜效应，像跳量相当于以 cm 为单位的子片顶部到子片光学中心距离与近附加的乘积。

如果双光镜子片是圆形的，那么子片顶部到子片光学中心的距离就是子片的半径，所以：

$$像跳量 = 子片半径 \times 近附加$$

显然，像跳量与主片屈光力、视远光学中心位置无关。如果子片顶部距离子片光学中心越远，则像跳量就越大。

如果近阅读附加为 +2.00D，子片为圆形，直径为 24mm，则像跳量为 $2.4^\triangle$，底朝下；如果直径增加到 38mm，则像跳量增加到 $3.8^\triangle$，底朝下。

【例 4 - 2】如果是特形子片，子片光学中心和分界线的距离要近得多。例如 28 × 19 的平顶（D 形）子片，子片中心在子片顶下方 5mm，如果近附加为 +2.00D，则像跳量仅为 $1.0^\triangle$，底朝下，不到前者的 1/2。像跳效应较小，这是特形子片双光镜比圆形子片双光镜更广为接受的一个重要原因。

为了消除双光镜的像跳现象，可以将子片光学中心 O_S 放到子片分界线上，如 E 型（一线）双光镜，就是其中常见的一种。

五、常见的和特殊设计的双光镜

大部分双光镜是用来代替两副分别用来看远和看近的单光镜的，所以双光镜的视远区和视近区的位置和大小就要和所用的那两副眼镜相对应。如果近视觉更为主要，则子片可以更大，位置更高；反之，如果更多的时间用于看远的，子片相应就比较小，位置也较低。没有哪一种设计可以满足各种不同情况下的需要，应该根据配戴者的实际视觉需求进行选择和验配，有时甚至要采用不同的设计来满足差异较大的不同情况下的视觉需求。

知识点 2　渐进多焦点镜片

一、多焦点镜片的发展历史

渐进多焦点镜片也称为渐变镜或渐进镜，是一种特殊的自由曲面眼用镜片。渐进多焦点镜片是在双光镜、三光镜以及多焦眼镜的基础上，克服了屈光度突变造成的像跳效应和镜片外观有光焦度突变界痕等缺点而设计出来的非旋转对称的镜片。最早的渐进多焦点镜片设计构思由英国视光师 OwenAves 提出并于 1907 年发表专利。1959 年法国光学师兼工程师 Bernard Maitenaz 开展的研究获得突破性进展，研制出真正适合临床配戴的第一副现代概念的渐进多焦点镜片。

渐进镜与单光镜和双光镜的区别如下：

① 单光阅读镜由一个适当曲率的单一球性屈光度的镜片组成，仅矫正眼睛看近，看远模糊；中距离校正也未包含。

② 双光镜结合了看远（上）和看近（下）的球镜。在两个不连续的屈光度之间形成了一个可见的分界线或"阶梯"；中距离矫正未包括。依照每个人不同的调节幅度，中距离视觉可能有限存在或完全模糊。

③ 三光镜在远近之间又加入了第三个球镜。这样便产生了两个可见的分界线。

④ 渐进多焦点镜片有一个自顶端视远区，通过中部的中距离区到镜片底部的视近区连续变化的屈光度。平缓增加的屈光度意味着没有可见的分界线。连续的屈光度变化是通过一系列不间断的水平曲线来实现的。它通过沿着垂直子午线，也称为十字中心，来连接视远、中距离和视近区。渐变的结构导致渐进区的两边产生了像差，问题是要将像差处理好。

渐进镜与单光、双光和三光镜注视距离的对比如图 4-4 所示。

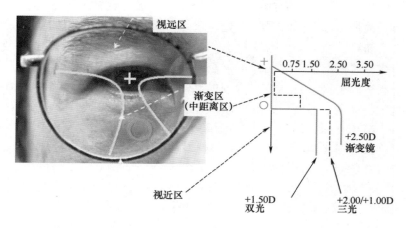

图 4 - 4　渐进镜与单光、双光和三光镜注视距离的对比

二、渐进镜的结构和功能

渐进多焦点镜片从远用到近用屈光度的变化是连续的、不间断的渐进变化。为了达到在垂直子午线上连续地增加度数，通过减小镜片的曲率半径来获得度数渐进，如图 4 - 5 所示。渐进多焦

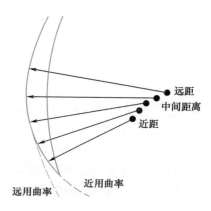

图 4 - 5　渐进镜的曲率变化图

点镜片实现了镜片上屈光度的渐进变化，正是这样一种变化，完成了镜片由远及近的视距变化，这是一条由远用到近用的矫正屈光度曲线。渐进多焦点镜片也正是因为具有这样一条矫正屈光度曲线，才使配戴者的视像不再被割断而是连续的，配戴者的视觉范围达到了接近人自然视生理的状态。因此，渐进多焦点镜片为配戴者提供自远点到近点全程、连续的清晰视觉。

镜片表面大体分为四个区域：视远区、视近区、渐进区、像差区，如图 4 - 6 所示。在渐进区内镜片的屈光度不断变化，从视远区开始到视近区结束。

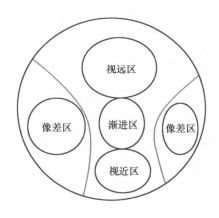

图 4 - 6　渐进镜的分区

（一）视远区

通常渐进多焦点镜片的上半部分都是视远区，矫正视远屈光不正。

（二）视近区

从主参考点起，镜片屈光力开始逐渐、连续地变化，直至在视近区达到所需的加光度数，此后在视近区内镜片度数便不再明显变化。在大多数渐进多焦点镜片中，视近区中心位于视远参考圈中心下方 10 ~ 18mm，内侧 2 ~ 3mm，具体数值根据加工度数及设计样式而异。

（三）渐变区或渐进区

连接视远区和视近区的渐变区也叫渐变走廊，长度在 10 ~ 18mm。渐变区的长度、宽度对于配戴者的适应十分重要，取决于度数变化速率（渐变度）、像散区的大小、梯度和近附加的高低等因素。镜片渐变度越大，屈光力增加越快，像差较集中，但变化梯度较大，渐变区相对较狭窄。渐变区度数变化的速率，叫作渐变度（progression），根据不同的设计款式而不同，可以是线性变化，或呈其他函数曲线形式。

（四）像差区

虽然从理论上讲，渐进多焦点镜片存在自远而近的全程连续清晰视觉，但是由于设计镜片表面曲率的变化，而导致镜片两侧存在像差区，主要为像散和棱镜效应，在一定程度上会干扰视觉，产生视觉模糊或变形，影响配戴者对镜片的适应，也叫作畸变区、变形区、模糊区、周边区。这些像差是渐进多焦点镜片与生俱来的问题，它的存在无论是从设计上还是工艺上目前都无法完全消除。像差的大小、范围和镜片的设计样式及加光度数相关，加光度数越高，像差越显著。

渐进多焦点镜片是通过改变镜片表面曲率半径而使镜片屈光度发生变化的。与双光镜、三光镜不同的是，渐进多焦点镜片表面曲率从视远区的一定位置（配镜十字）开始，至视近区中心按一定规律变化的渐变度逐渐、连续地增加至一固定值，配戴者从而只需要通过眼睛接近自然生理状态的垂直转动即可使任意距离的视力均达到清晰。配戴渐进多焦点镜片后，配戴者自上而下垂直转动眼睛，即能获得远距、中距和近距的清晰视力。

三、渐进镜的分类

（一）按结构分类

渐进多焦点镜片自投入市场以来，经过近大半个世纪的不断完善和改进，其性能得到了非常大的改善，尤其是计算机技术的引入，更是开创了渐进多焦点镜片发展的新纪元。近年来，渐进镜片成型的基础设计方式经历了由传统单面渐进设计到双面合成渐进设计的重大变化。根据渐进面的结构分配，可以将渐进多焦点镜片分为以下三大类：

1. 单面渐进多焦点镜片

单面渐进多焦点镜片包括外表面渐进多焦点镜片和内表面渐进多焦点镜片。外表面渐进多焦点镜片是指：外表面是渐进面，内表面是单一度数面，比如球面、球柱面、非球面、非球柱面。一般情况下，外渐进多焦点镜片是使用模具压制成型的方法加工而成的，也可以通过车房加工而成，即用新型的自由曲面超精密加工设备将渐进面直接车削于外表面。内表面渐进多焦点镜片是指：内表面是渐进面或渐进面与球柱面的合成，将渐进面设计到内表面之后明显扩大了镜片各区的视场并能优化镜片的光学性能。内表面渐进多焦点镜片一般是通过车房加工而成，即用新型的自由曲面超精密加工设备将渐进面直接车削于内表面。

2. 双面渐进多焦点镜片

双面渐进多焦点镜片的外表面是渐进面，内表面是渐进面或渐进面与球柱面的合成，前后两面均有渐进设计。这类镜片在拓宽横向视野的同时，还可以通过前表面的补偿设计来抵消部分单面内渐进多焦点镜片令眼球纵向移动距离变长的缺点。

3. 双面合成渐进多焦点镜片

外表面和内表面都不是渐进面，合成以后实现渐变功能。从理论设计上，双面合成渐进多焦点镜片的功能性及舒适性得到了很好的协调兼顾，能更好地满足配戴者自然的视觉需求。

（二）按功能分类

渐进多焦点镜片的出现最早是用于老视眼的矫正，经过几次重大的革新，成熟的渐进多焦点镜片的设计种类日益增多，配戴人群日益庞大。按照渐进多焦点镜片的使用功能，可以分为以下三类：

1. 青少年近视控制镜片

青少年近视控制镜片用于减缓视疲劳，控制近视发展速度。近年来，青少年学生近视率居高不下，中低度近视患者往往是看不清楚远处物体，需要配戴眼镜，而进行阅读和观察近处物体时眼睛能够自己调节从而看清物体，不需要眼镜片进行附加调节。渐进多焦点镜片可以在镜片的上部提供远用光焦度，而在镜片下部采用屈光力减少的镜片。相比单光眼镜片，配戴青少年近视控制镜片看近物时，眼的调节减少。在研究和临床实践中，近视控制镜在减少调节的过程中，会出现调节集合的不同步，至于近视控制镜的效果还在不断研究实践中探索。

2. 成年人抗疲劳镜片

随着社会工作体系的变革，人眼的近距离使用越来越多。眼睛疲劳的原因有很多种，大部分是因为近距离用眼，出现眼睛调节疲劳所致。成年人抗疲劳镜片是一种针对近距离调节疲劳研制的眼镜，它是一种有轻度下加光的渐进多焦点镜片。成年人抗疲劳镜片用于近距离和电脑使用过多人群，通过调整人看近的眼调节频率而起到防止眼睛疲劳的作用，以减少工作中带来的视觉疲劳。

3. 中老年渐进多焦点镜片

中老年人随着年龄增长，调节力下降，出现老视症状。渐进多焦点镜片最初就是为了改善老年人视力而发明的，故渐进多焦点镜片是老年人改善视力的最佳选择。中老年渐进多焦点镜片为中老年患者提供自然、方便和舒适的矫正方式，戴上渐进多焦点镜片可以看清远处，又可以看清近处，还可以看清中距离物体。

四、渐进镜的设计

（一）设计要求和设计原则

1. 设计要求

理想的渐进多焦点镜片应当满足以下基本要求：

① 尽量大的有效视觉区。

② 渐变区尽量短而宽。

③ 像差变化平缓。

2. 设计原则

渐进多焦点镜片设计的总体原则：

① 突出中央区域视觉有效宽度，将像散推向周边区。

② 使像散趋于均匀，减小单位区域的像散变化，使最大像散值减小。

③ 利用非对称设计使双眼视觉均衡。

以上原则互相制约，实际上好的设计意味着各项设计原则能达到较为理想的均衡。

（二）渐进镜的设计发展

① 20 世纪 50 年代硬式、对称设计：最初的渐进镜是硬式、对称设计，磨边加工时，通过顺时针、逆时针旋转镜片，使近用区更接近鼻侧，适应近用瞳距，配戴者较难适应。

② 20 世纪 70 年代硬式、非对称设计非对称设计：左右两侧镜片区别开来，解决了对称设计的光学问题。

③ 20 世纪 80 年代硬式、软式、软硬折中设计：根据不同配戴者的需要和使用目的来设计渐进镜。硬式设计提供给主要用于静态阅读的配戴者，软式设计提供给那些动态运动较多的配戴者，软硬折中设计提供给静态和动态较平均的配戴者。

④ 20 世纪 90 年代多样化设计：根据不同的近附加度，以及不同的远用屈光度而设计出更符合配戴者需要的、更宽广的远用和近用视野渐进镜，具有较短的渐变区。

⑤ 21 世纪个性化设计：按照配戴者的生活习惯、用眼方式、镜架喜好来进行个性化的设计。提供宽广的远、中、近注视区域，更佳的适应性。

（三）设计类型

渐进多焦点镜片可分为硬式设计、早期软式设计和现代软式设计三种设计类型。

1. 硬式设计

类似于三焦点镜片，硬式设计把渐进多焦点镜片分为三大块，即一大块球面作为视远区，很短的渐变区和另一大块作为视近区。在渐变区，渐进多焦点镜片的渐进屈光度变化很快，导致渐变区像散过大，严重影响渐变区的视觉。

2. 早期软式设计

软式设计的视远区和视近区之间有较长的渐变区，屈光度变化平缓，有效视觉区向周边像差区缓慢变化。优点是周边像差区变化柔和，"泳动现象"较少，比较容易适应。缺点是视远区和视近区的清晰范围小，视近区位置低，从视远区到视近区观察时眼球需要转动的幅度较大。

3. 现代软式设计

现代的渐进多焦点镜片的设计介于硬式设计和早期软式设计之间，从视远区到视近区屈光度呈非线性连续变化。视近区域向上提升，中距和近用的清晰视野宽度增大，配戴时获得更好的运动视觉。

硬式设计和软式设计对比见表 4 - 1。

表 4 - 1　　　　　　　　硬式设计和软式设计对比

镜片	硬式设计	软式设计
视远区	视稳定区较宽	侧区视稳定稍差
渐进区	窄、短	较宽、长
视近区	较宽	相对较小
周边像差区	区域小、像差大	区域大、像差小
中央可视区	小	大
视觉曲线效应	明显	不明显
高下加光	可以	不佳（视近区下）
适应性	需一定时间	容易

（四）渐进镜的薄处理工艺

为了获得从远用到近用逐渐增加的屈光力，渐进镜曲率半径相应减小，采用圆锥曲线进行设计。但圆锥曲线的使用会产生散光，设计师需要采取补偿和优化措施。由于镜片自上而下的曲率半径减小，导致渐进镜上端较厚，而下端较薄，为了使镜片更加美观，对镜片进行减薄处理。在生产过程中，研磨掉一个底朝上的三棱镜部分，形成一个底朝下的棱镜，用于减薄镜片顶部的厚度，使镜片的边缘厚度相同。该底朝下的三棱镜既达到了渐进镜边缘厚度相同的效果，而其棱镜度值为近用加光度的2/3，因此又称为等厚棱镜（也称减薄棱镜），如图4-7所示。

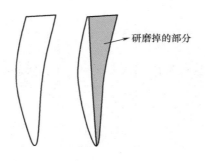

研磨掉的部分

图4-7　减薄棱镜

五、渐进镜的镜度图

渐进镜的镜度图和地形图、气象图类似，是将相同屈光度的曲线组合成的图形。球镜图是将渐进镜中等球性屈光力的点连接起来的图像，显示渐变区球镜的变化。球镜图中线条间的排布越紧密表明屈光力变化越快，渐变走廊越短，下加光越高。柱镜图是将柱镜度数相等的区域相连接的镜度图，描述散光像差以及镜片表面的柱镜变化速率。柱镜图对反映软式设计和硬式设计之间的对比，如图4-8、图4-9所示。硬式设计的等柱镜线间距紧密，有较宽的远用区和近用区。软式设计的等柱镜线间距较宽，渐变走廊较宽，视远视近的区域较窄。

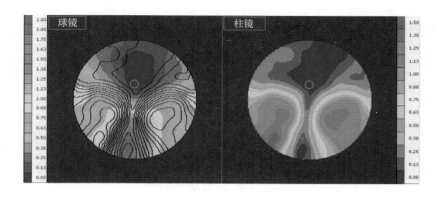

图4-8 硬式设计的球镜图和柱镜图

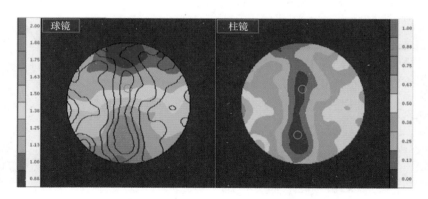

图4-9 软式设计的球镜图和柱镜图

六、渐进镜的标记

渐进镜的标记包括永久性标记和临时性的标记。临时的墨印标记是在半成毛坯被送往实验室加工后表面之前，由生产商印在其前表面的，如图4-10所示。这些墨印会保留在完成的镜片上，直到镜片被装配和检查完毕，配戴者第一次戴上完成的眼镜，并确认镜片的各区正确对准。

① 远用参考圈：这个圆圈是用来寻找镜片上允许核对远用度数的部分，这个圆圈应直接放在焦度计的镜托上，焦度计里目标的位置并不重要，只注重度数的大小。

② 配镜十字：配镜十字应装配在配戴者瞳孔的中心点正前方。

③ 棱镜参考点：这是镜片上的点，用来检查预订的棱镜量和差异棱镜的数量。这点上的读数如焦度计里的目标影像的质量一样并不重要．只有它的位置有意义。

④ 水平子午标志线：这些虚线布置在镜片的鼻侧和颞侧两边，与棱镜参考点在同一高度，这样可以帮助镜片的装配正确。

⑤ 近用参考圈：可通过焦度计在这个圆圈核对加光度数。透过近用参考圈量度的前顶点度数减去透过远用参考圈量度的前顶点度就等于加光度数。

⑥ 水平定位器：这些是隐形刻印的小圆圈，相隔 34mm（从棱镜参考点向鼻侧与颞侧伸展约 17mm 的位置），一旦找到它们，可以重新点标其他所有的非永久性标记。

⑦ 镜片的商标和材料代码：一般可在鼻侧的定位器的下方找

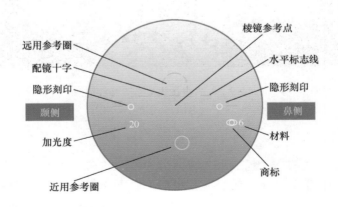

图 4-10　渐进镜的标记

到，这个标记代表了镜片种类的商标（由生产商设计的）可让观察者不但获悉到生产商而且还可以知道镜片的种类。镜片材料的代码通常会包括在内。

⑧ 加光度：一般刻印在颞侧的定位器之下，这个刻印可以帮助观察者验证加光度数。另外，加光度数可以使用焦度计来核对。

如果配戴者带着一副渐进多焦点镜片来检查，需要复位临时墨印的位置来完成焦度计的测量，还要检查配镜十字的位置是否准确，必须按照以下的步骤来做：

① 首先找出渐进多焦点镜片的隐形刻印，把镜片拿起放在有光线的地方，让光线充分照射在镜片上（可能需要将镜片前后移动）然后把光线聚集在镜表面而并非镜片的内部，向着镜片哈口气产生镜片雾气，可使刻印的位置更明显。

② 当永久性刻印被确定后，用一支软式笔头的墨水笔描出水平定位器的位置。

③ 永久刻印表明了生产商和镜片种类，接着选择正确的测量卡来标画这片镜片，虽然各种镜片的区别并不太大，但是不能使用不正确的测量卡来代替，在核对时不仅要使用正规生产商提供的，而且是正确的该镜片种类的测量卡。

④ 已经标记好镜片的两个定位器后，将镜片平放在测量卡上，对齐两个定位器于测量卡上的标计位置。

⑤ 然后仔细地描绘出远用和近用参考图，配镜十字和棱镜参考点。

七、渐进多焦点镜片的优缺点

1. 优点
① 全程、连续的清晰视力。
② 更加自然的调节使用。
③ 不存在像跳。
④ 良好、自然的中间视觉。
⑤ 视觉自然，符合生理光学，适应较佳。

⑥ 外观比双光镜、三光镜好，不存在子片分界线，也无环形盲区。

2. 缺点

① 有曲线效应和泳动现象。

曲线效应：棱镜像差造成的棱镜效应，使配镜者感觉视物偏移、变形。

泳动现象：由棱镜效应引起，当同一镜片的颞侧和鼻侧对应点及双眼镜片对应点的棱镜效应不平衡时，配镜者即感觉周边视野物体出现晃动，好像在水里游泳一样。

② 中、近距离视野相对狭小。

③ 眼位、头位运动相对增加。

八、渐进多焦点镜片的适应症和禁忌症

（一）渐进镜的适应人群

渐进镜适合于大部分有远中近视觉需求的人群，对于有屈光不正的老视者是最佳配适人群。调节功能异常的人群通过配戴渐进镜能够减轻调节疲劳的症状。集合功能异常的人群配戴渐进镜能够减缓集合过度的症状。

（二）渐进镜的不适合人群

1. 特殊职业

虽然渐进多焦点镜片适用于大多数情况，但是有一些职业并不太适用渐进多焦点镜片，例如有较大视野的需求、用不常用的注视方向使用近或中视力、过度的运动性或头部移动。

① 视野范围：在某些情况下需要拥有较大的视野范围，例如建筑师的工作；或者，美术设计师需要在大计算机屏幕前工作。在这些情况中，虽然渐变通道可给中心凹视力提供足够的视野，但是更大视野的需求意味着配戴者需向侧边移动头部。

② 注视方向：渐进多焦点镜片配戴者会降低他们的注视方向来看近和中距离的事物，把阅读材料拿得更靠近胸口，和中距离

事物在远用注视方向之下，但未达到近用阅读部分的位置。但有一些职业的注视方向是不同的，如飞行员需要用中距离视力来看头顶的计量器；图书管理员需要看在头顶上的书籍，那么渐进多焦点镜片就不适合这些职业。

③ 运动性/头部移动：虽然软式设计的渐进多焦点镜片是更适合运动者的镜片，但并非是那些需要过度的头部动作运动的最佳选择。需要快速动作的体育运动如壁球、网球、羽毛球或者自行车等，参与这些运动的老视者最适宜配戴单光镜，主要用于远距离活动，然后配戴渐进多焦点镜片作一般性的使用。

2. 屈光参差

一些屈光参差的老视顾客也不适合配戴渐进多焦点镜片。由于两眼的矫正度数有显著的差别而引起棱镜效应，导致配戴者使用近和中距离区时感到不舒适。其实，不管采用何种形式的矫正，这些配戴者都会有问题。有这种经历的配戴者最好配戴削薄设计的双光镜，其设计可消除近用视点的不均衡状态。这类顾客主要的问题在于两眼垂直子午线的度数差异引起垂直性的差异棱镜效应。

高散光度数的老视顾客配戴渐进多焦点镜片要高度注意，特别是对于斜轴性的散光。非环曲面的渐进多焦点镜片是更好的选择，主要是非环曲面的渐进镜后表面有助于克服环曲面后表面和渐变前表面组合造成的斜轴性散光。

3. 晕动病

晕动病是因平衡功能较差，在快速地自主或被动运动中产生的头晕目眩症状，如晕车、晕船等。高血压和动脉硬化的患者，当病情反复时，会出现脑血管供血不足而引起头晕。当内耳的前庭功能有障碍时，会引起旋转性头晕。因为渐进镜的周边像差区会引起视物晃动，头晕的配戴者会更难适应。

4. 头颈运动异常

渐进镜配戴者在注视周边事物时，需要增加头位运动。患有颈椎病的人群会出现头颈运动的异常，因此也不适合配戴渐进镜。

知识点 3 渐进多焦点眼镜的验配

渐进多焦点眼镜的验配步骤有：选择镜架、测量瞳距和瞳高、综合验光、选择镜片、预定镜片、定配镜片、检测配发等。

一、选择镜架

1. 镜架的形状

渐进多焦点镜片最适合形状正规的镜架，例如圆形、椭圆形和四方形或与其接近的形状。渐进多焦点镜片最不适宜配制于"蛤蟆镜"式镜架，由于太多的阅读区域被割掉。镜架的形状对于充分使用渐进多焦点镜片各区有极大的重要性。

2. 镜架的高度

渐进多焦点镜片的生产商都会标明从配镜十字和镜架底框所需的最少距离，这种距离使配戴者能够充分使用近用区。大部分渐进多焦点镜片需要约 23mm 的距离，这种距离是从配镜十字到十字以下的镜框内侧所得。镜架选择需达到生产商设计的最低高度要求。配镜十字以上的距离大部分没有最低高度限制，但是应避免选择配镜十字太接近镜架的上缘，一些生产商建议最低为 12mm。

3. 镜架的大小

多数镜架的大小都适合配制渐进多焦点镜片，除了可能引起以上所述的高度问题外，常见的镜架尺寸问题是选择的镜架太大。镜框小可以除去多余的像差区域，而大镜框增加了制成眼镜中多余的像差区域。

4. 镜眼距离

渐进镜镜架应舒适地架在鼻梁上，同时有相对小的镜眼距离。

5. 前倾角

渐进镜镜架必须舒适地架在鼻梁上，而且有适度的前倾角，前倾角一般为 8°~15°。较大的前倾角能够使配戴者视近时有较大的视野范围。

6. 面弯度

渐进镜镜架面不要太平坦，有一定的弧度能够增大注视的视野范围。

二、测量瞳距、瞳高

在验配渐进镜的过程中，需要测量配戴者单眼瞳距和瞳高。渐进镜的各注视区在镜圈内都较狭小，这就要求镜片的磨边加工更加精确，偏差 1~2mm，会导致视野范围产生较大的差异，且由于大部分人群的左右眼单眼瞳距不相等，所以在测量瞳距时，需要测量单眼瞳距。瞳高的确定是为了使视远视近的范围能够得到均衡的分布。但由于镜架的稳定性对测量瞳高的准确性影响很大，因此在测量前要调整好镜架的鼻托和镜腿长度，要做到将眼镜摘下来后再次带上能够和前一次的位置相同，即使转头、抬头、低头也都要能够使镜架稳定。正常情况下，两侧瞳高的测量数据应该是相等的，如果不相等要考虑测量是否正确。

三、综合验光

渐进镜的验光参数包括远用屈光度和近用屈光度，通过电脑验光或检影验光的客觉验光后，再进行主觉验光。在验光过程中要注意双眼平衡，双眼视力在相等或相近的情况下，渐进镜的适应度较好，配戴者能够快速地适应所配戴的渐进镜。

四、选择镜片

根据配戴者的用眼习惯、屈光状态、镜架大小情况选择合适的渐进镜片，如图 4 - 11 所示。目前，渐进镜的品牌、型号和设计种类非常多，如何选择一款适合配戴者的渐进镜需要花很多心思。渐进镜中有适合视远为主型的类型，有适合视近为主的类型，也有适合视远视近兼顾的类型。有适合镜架款式美观的短通道类型，有适合经济舒适的长通道类型，还有兼顾舒适和美观的标准通道类型。有外渐进设计的类型，有更舒适易适应的内渐进设计的类型，还有更新的双面渐进设计的类型。有普通折射率的渐进镜片，有轻薄的高折射率渐进镜片，也有染色、变色等特殊加工的渐进镜片。镜片种类非常多，一定要根据顾客的需求、经济条件选择适合的渐进镜片。

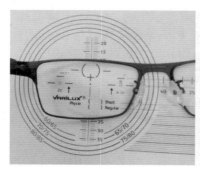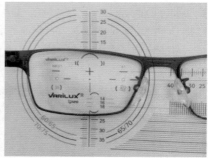

图 4 - 11　渐进镜片的选择

五、预定镜片

选择完镜片后，需要将镜片和镜架的信息提供给厂家来预定渐进镜片。在填写预订单时，需要填写远用屈光度、近附加、矫正视力、单眼瞳距、瞳高、镜架的尺寸、镜片的大小、镜片加工工艺的选择等内容，如图 4 - 12 所示。在选择镜片大小时，要考虑未切镜片的最小尺寸，这样能够尽可能减薄镜片的厚度，使镜片磨边加工后更加美观。

【配镜参数】

	球　镜	柱　镜	轴　向	下加光	棱　镜	基　底	视　力	单眼瞳距
右(R)								
左(L)								

框架尺寸(mm)			移心量(mm)	
镜片水平尺寸	镜片垂直尺寸	鼻梁宽度	右(R)	
			左(L)	

【个性化渐进渐进片基本数据】（必须填写）

渐进带长：□10mm　□12mm　□14mm　□16mm　□18mm

镜片类型：

□A型—远用宽广　　□B型—平衡　　□C型—近用宽广　　（三者选一）

近用工作距离（阅读距离）：＿＿＿＿＿＿＿　（一般是33cm-35cm之间，请填写具体数值）

【加工工艺要求】

镜架类型

全框 □　　　　半框 □　　　　无框 □

抛光 □　　　　不抛光 □

备注：＿＿＿＿＿＿＿＿＿＿＿＿＿＿＿＿＿＿＿＿＿

图 4 - 12　镜片预订单

六、镜片核对

在收到预定的镜片后，需要对镜片进行核对，核对左右镜片的屈光度、类型等参数。

1. 核对各种刻印

从厂家发来的渐进镜通常会有墨印在镜片的前表面。如果这些被除去了，可以用隐形刻印来重新定位。找到刻印之后，要核对镜片的材料和种类是否正确，还有它们的位置是否正确。请记住，加光度数是刻在颞侧标记之下，而镜片材料和种类是刻在鼻侧标记之下。

2. 核对远用度数和棱镜效应

用焦度计测量远用度数，通过远用参考圈核对（后顶点度数）。用焦度计核对度数外，还需保证刻印是水平的。棱镜是在棱镜参考点上检查的，这点位于配镜十字之下，与水平的标位器同高。由于棱镜削薄的效果显示的棱镜效应为近附加度的2/3，左右眼镜片的差异棱镜效应等于零。

3. 核对加光度数

核对渐进多焦点镜片的加光度数与核对双光镜和三光镜的前表面子片的加光度数的检查方法是相同的。通过远用参考圈来检查镜片的前顶点度数（把镜片的前表面放在测量帽上，镜腿朝上）；利用近用参考圈来检查镜片的前顶点度数（镜片的前表面仍然朝下），这两个读数之差就是加光度数。

4. 镜片磨边加工

按照处方单上的单眼瞳距、瞳高进行水平和垂直移心。渐进镜不需要在焦度计上进行光学中心的打点标记，将配镜十字当作光学中心来进行移心。

七、配发前校对

1. 核对配镜高度

把眼镜平放在测量卡上核对，多数测量卡都有测量配镜高度和单眼瞳距的功能，或者用卡尺来测量，也可以用瞳距尺来检查。如果高度的误差是轻微的，可调整镜架来弥补，金属镜架能接受小的调校，镜架上的鼻托内收可以托高镜架的位置，把鼻托张开可让镜架位置降低，如果是单侧配镜高度错误，错误的镜片需要重新加工制作。

2. 核对单眼瞳距

单眼瞳距的误差比较难补救，如果误差超出国家标准的允许误差范围，那么应该重做。

3. 左右镜片交换

将右眼的镜片放在左眼而左眼的镜片放于右眼，一般发生在两眼度数相同的情况下。交换了的镜片在核对时很容易被发现，因为近用圈很明显地向外偏移，而不是向内倾移。需要重做交换了的镜片。

4. 度数核对

如果度数误差超出国标允许误差的范围，镜片需要重做。

5. 散光轴向核对

散光轴向偏差，可以使调整钳进行调整，如果不能调整到允许范围，则需要重做。

八、戴镜评估

① 镜架配适性：为配戴者戴上眼镜（不要让他们自己戴上），这样做意味着眼镜还没完全做好。也有助于在配戴者之前先检查出潜在的装配问题，可以尽快进行矫正。

② 检查配镜十字与配戴者瞳孔中心的对齐情况，用测量时所用的相同方法再检查此高度。

③ 检查配戴者的远视力，并指导配戴者看远处的物体。

④ 检查配戴者的近视力时让他们自己手拿着阅读卡看，如果曾用镜面法测量，再用此法来确定标记的位置。近用参考圈与近用视点圈是不同的，需要重新画出近用视点圈，位于近用参考圈的正上方。

⑤ 当对镜片的位置和镜架的配适都满意以后，可用酒精或丙酮除去墨印的标记。

九、指导配戴

① 老视者需要被指导如何正确地使用渐进多焦点镜片。首先，要求配戴者看一下房间的四周，同时解释镜片的上半部分如双光镜一样是专门设计给远用的，接着给配戴者一张阅读卡并示范如何把头后仰去读阅读卡，把一件物品或者卡片放在中用距离，配戴者可尝试如何把头前倾去寻找一个舒适的位置来看中距离的事物。然后向配戴者解释渐变通道侧边的地区是专为周边视力而

设计的，而且不是清晰中心视力。

② 指导配戴者时应用鼓励性的言语，避免使用像"视物变形"的词语来形容周边区的"多余像差"。向配戴者解释这部分镜片是不适宜中心视力使用的，但是对周边视力或侧边视野却非常有益。

知识点 4　渐进多焦点镜片的配戴异常

一、渐进镜配戴异常的问题类型

渐进多焦点镜片已风靡全球。在验配正确的情况下，镜片本身存在的问题极少．渐进多焦点镜片的问题主要分成以下五类：

① 镜架调整或者镜架选择不恰当：如前所述，适当的镜架调整和镜架选择对渐进多焦点镜片是十分重要的。镜架应提供足够的高度用来阅读（多数镜片的配镜十字以下有 23mm 高），镜架应有最小的镜眼距离，适当的面弯度和垂直倾斜度 10°~12°。

② 配镜高度或者瞳距有误差：多数镜片厂商认为这是最常见的渐进多焦点镜片问题，渐进多焦点镜片比其他镜片更难接受不适当的装配，它们要求小心谨慎与准确地装配。若单瞳距或者配镜十字高度出现误差会给配戴者带来严重（取决于误差的程度）问题。

③ 镜片类型或者基弧的更换会引起知觉上的差异，使配戴者感觉困惑。这种情况即使在新镜片也会发生，虽然在理论上新镜片优于旧镜片，这并不是说不应更换镜片，只是让配戴者知道他们戴新眼镜的初期会感觉不同。

④ 镜片种类不适合：渐进多焦点镜片并不适于某些情况下使用，例如屈光参差或者职业要求较大的近用或中用区，或者老视者是完全不适合配戴渐进多焦点镜片的，有一小部分的配戴者无法适应渐进多焦点镜片。

⑤ 验配度数错误：如果其他因素都不成立剩下的唯一可能性

就是处方不正确，需要重新检查屈光度数。

二、分析和解决渐进多焦点镜片问题的步骤

第一步：询问配戴者，了解他们所经历的问题，询问的技巧十分重要。

首先，配戴者有可能感到不高兴或者生气。

其次，他们的答案可能会有误导性。请记住，配戴者对许多专用词并不熟悉，例如渐变通道，加光度数甚至近、中和远距离，可以提出一些补充问题来弄清楚配戴者的问题。

要让配戴者感到放松是很重要的，向他们保证你承认他们提出的问题，你在试图帮助他们去解决问题。然后提出询问来确定他们存在的问题，充分利用开放式的问题（这种问题不允许"是"或者"不是"的答案），避免引导配戴者，而且要认真地聆听他们的述说（不要推测）。

如果不太熟悉配戴者的戴镜史，应该先了解清楚他们以前是否曾配戴过渐进多焦点镜片，若有的话，询问他们用过什么类型的镜片与是否成功。如果他们之前的渐进多焦点镜片经历未发生过什么问题，那么配戴渐进多焦点镜片是一个非常适合的选择。这提示问题可能来源于装配，或少见的镜片类型（包括基弧）不合适。

第二步：重新标计镜片，然后把它放在测量表上，检查镜片上的高度和瞳距是否符合处方，这确保了镜片的制造是准确的。

第三步：如果镜片与处方吻合，将眼镜给老视者戴上，然后像平时一样检查配镜的高度（与配戴者在谈话中进行），检查镜架的配适确保它符合渐进多焦点镜片的正规配适标准。即镜眼距离减至最小，有适度的面弯度，垂直倾斜度至少有12°，镜架的戴感要舒服而且眼镜配戴时不会滑落。

第四步：观察老视者配戴眼镜的方式，要求他们拿着阅读材料放在他们看得最清楚的位置，要求他们望向远处的一个物体和在房子里走走。

可再次使用镜面法来确定近用装配是否有问题，再重复一次，记住近用视点圈的位置应该画在近用参考圈的上方。

从该阶段他们的意见和早期询问时所获得的答案，应该可以找到问题的起因，下一步我们就来找出解决问题的对策。

三、常见问题处理原则

1. 远视力模糊

导致远视力模糊最常见的原因是眼镜的装配偏高，造成中距离的渐变通道影响到远用视力，等配戴者放松后检查一下配镜十字的位置，如果位置太高，尝试调校镜架将高度调低。金属镜架比较容易达到这个目的，只需张开鼻托。塑料镜架可把鼻梁加宽，可是这样会牵涉到单瞳距，所以对塑料镜架来说，高度错误的渐进多焦点镜片通常需要重新制作。

远视力模糊还可由屈光度的错误而成（一般是太多正度数或太少负度数），这种情况下需要重新制作。

镜片种类或弧度的改变可使配戴者对远视力不满，虽然很有可能令他们不满意的是视野限制或影像变形而并非清晰度。在这种情况下，配戴者一般会适应这种变化，可是很难让配戴者信服眼镜没有问题。

2. 阅读视力模糊

导致阅读视力模糊最常见的原因是由于眼镜的配镜高度不恰当。如果镜片装配得太低，会导致配戴者阅读时不是使用近附加度数的部分来观看，如配镜十字太高的情况，必须让配戴者放松后检查一下配镜十字的位置。如果位置太低，尝试调校镜架使高度增加，金属镜架比较容易达到目的，只需将鼻托内收，塑料镜架可把鼻梁收窄，同样会牵涉到单瞳距的关系。所以对塑料镜架来说，高度错误的渐进多焦点镜片通常需要重新制作。

远视力模糊还可由屈光度的错误造成，远用或者近用，这种情况下镜片需要重新制作。

　　垂直倾斜度和镜眼距离对阅读视力的清晰度也有影响，虽然他们对视野的影响可能更大，像远用视力一样，镜片种类或度弧的改变可令配戴者对他们的阅读视力不满。同样，令顾客不满的更有可能是视野限制或影像变形而并非清晰度。

　　3. 泳动感觉

　　一些配戴者当他们移动头部时通常会有一种所谓晃动的感觉。这是由镜片周边区的棱镜效应造成的，虽然多数配戴者能适应这种感觉。仔细装配可明显减少这种问题，如减少眼镜距离，增加面弯度和垂直倾斜度。在某种程度上选择较小的镜架可完全避免这种问题。

　　泳动效应还可能是由于镜装配太高和不正确的瞳距而致，所以当配戴者抱怨有泳动感觉时，必须仔细地检查这两个因素。

　　4. 阅读区太小

　　这是最常见的主诉之一，不应被忽略，尽管它是镜片的特征之一。其实多数现代渐进多焦点镜片的阅读区若不是更大的话，至少可与大多普通双光镜相当。因此，关于视野限制的投诉通常表示有问题存在。

　　单眼瞳距的错误最可能引起这种问题，检查方法十分简单，要求配戴者分别透过一块镜片观察，每一次都把头稍微移动。如果单独透过一块或两块镜片时视野都可以的话，那么问题是存在于单眼瞳距。

　　配镜十字的高度也可以导致阅读视野缩小，如果十字被装配得太低，配戴者会透过更窄的中用区阅读而不是较宽的近用区。早期的渐进多焦点镜片时期，如初期的 Varilux，验配者惯用将近附加度数增加额外的 0.25D，那样配戴者可以在镜片的较高部分得到充分的近附加度数。这种方法的缺点是近附加度数在较窄的渐变通道已经达到，虽然一些验配者仍然用此方法，可是这并不必要也不提倡。

　　粗劣的装配是引起阅读区小的原因之一，适当调整可改善问题。同样，减少镜眼距离，增加面弯度和垂直倾斜度都会有助于减少问题。

屈光度、镜片种类或者基弧的变化都有可能引起问题。例如，一位配戴者一直使用硬式设计的镜片，换戴软式镜片时会感觉到阅读视野缩小，随着近附加度数的增加也可以使阅读区域缩小。

5. 阅读时需要向镜片的一边看

这种问题的产生原因是由于单眼瞳距错误或者配戴者有非中心的阅读姿势，这种非中心的阅读姿势是镜面法特别设计追求和显示的。不管原因是什么，解决的方法一般是按照正确的瞳距重新制作镜片，或者尝试改变瞳距来匹配配戴者的姿势。

6. 阅读时头部后仰

问题的产生原因有三个，最有可能的因素是配镜高度太低，配戴者需要把头部向后仰去寻找阅读区，如之前的问题一样，将镜架调校后便可矫正（如果镜架是金属附有可调整的鼻托）。也有可能是近附加度数不足够，迫使配戴者使用更强度数的区域。

7. 看远时头部后仰

这提示配戴者看远需要更多的正度数，配戴者是透过中用渐变通道而得到额外度数。也可能会是因镜装配太低而致，但是装配太低对远视力是没有影响的，影响的只有近视力。

8. 阅读时头部前倾

阅读时需要看渐变通道中较高的一点提示了近附加度数太高，问题的解决方法包括用正确的近附加度数重新制造眼镜。

9. 看远时头部前倾

这是一个比较常见的问题，原因是配镜高度太高，结果使配戴者往正前方观看时，要透过中用距离的渐变通道看。解决办法是调校镜架，如果镜架是金属而附有鼻托的，便可张开鼻托或者重新改造眼镜把配镜十字安置在较低的位置。

思考题

1. 双光镜镜片的参数有哪些？

2. 双光镜棱镜效应的含义是什么？

3. 双光镜像跳现象的含义是什么？

4. 渐进多焦点镜片的隐形刻印有哪些？

5. 渐进镜隐形刻印的含义是什么？

6. 渐进多焦点镜片的优缺点有哪些？

7. 渐进多焦点镜片的适合人群和不适合人群有哪些？

【实训项目4】 多焦点镜片的磨边加工

一、目标

掌握双光镜、渐进镜的参数测量和磨边加工方法。

二、工具和设备

双光镜、渐进镜、尺子、自动焦度计、磨边机、定中心仪。

三、步骤

（一） 双光镜规格尺寸的测量

① 每人发一片双光镜，观察双光镜是左眼镜片还是右眼镜片。

② 将双光镜放在眼前上下运动，观察有什么现象。

③ 发现通过双光镜的主片看到的视标会清晰而小，通过子片看到的视标会稍模糊而大。

④ 通过子片顶时会看到像跳现象的出现。

⑤ 用自动焦度计测量度数：双光镜主片测量后顶点屈光度，子片测量前顶点屈光度，记录数据。

⑥ 用尺子测量双光镜的规格尺寸：子片高度、子片直径、子片顶点高度、子片顶点落差、几何偏位、光学偏位。

（二） 渐进多焦点镜片规格尺寸的测量

① 每人发一片渐进多焦点镜片，观察渐进多焦点镜片是左眼镜片还是右眼镜片。

② 将渐进多焦点镜片放在眼前上下运动，观察物像大小的变化。

③ 将渐进多焦点镜片放在眼前左右运动，观察泳动现象和曲线效应。

④ 观察渐进多焦点镜片上各标记的形状，了解所代表的

含义。

⑤ 观察渐进多焦点镜片的隐形刻印、ADD、商标，了解所代表的含义。

⑥ 用自动焦度计测量度数：渐进多焦点镜片远用度数测量后顶点屈光度，近用度数测量前顶点屈光度，棱镜参考点的棱镜度，记录数据。

（三）瞳高的测量和测量卡的使用

① 选择合适的镜架，按照顾客的脸型特征调整好。用瞳距仪测量好顾客的单眼瞳距。

② 用测量卡测量出镜圈撑片的高度，在两侧撑片的中点上画一条水平中心线。

③ 通过测量卡在水平中心线上标示出与左右眼单眼瞳距对应的标记点，并在标记点上画垂直于水平线的垂线。

④ 从标记点起始，在垂线上半部分上标示出以 1mm 为间隔的 6 条小标记线。

⑤ 调整顾客的椅子，使检查者能与顾客的眼睛相处于同等的水平面。

⑥ 将调整标记好的眼镜戴在被检查者的脸上。检测那条小标记线与瞳孔中心对齐。

⑦ 与瞳孔中心对齐的标记线到水平中心线的距离加上撑片高度的一半就是瞳高。

（四）双光镜磨边（半自动磨边机）

双光镜主要是以双光镜的子片顶作为基准点来进行移心的，当配戴者对视觉的要求不同时，移心的标准也不同。当配戴者以视近为主时，子片顶的高度对齐瞳孔下缘与虹膜下缘的中点。当配戴者以视远为主时，子片顶的高度对齐虹膜下缘切线下 3~5mm 处。当配戴者以视远视近兼顾时，子片顶的高度对齐虹膜下缘切线处。

① 按照顾客的脸型对镜架进行调整。

② 确定子片顶为镜片加工基准。

③ 将撑片放在制模机上钻出三个孔或通过手工划边，剪裁出模板。

④ 按照处方数值，计算左右眼水平移心量，及左右眼瞳高对应的垂直移心量，上下左右移动刻度盘，将远用光学中心按照水平移心量进行移心，将子片顶按照垂直移心量进行移心。

⑤ 吸盘要使用双面粘的吸盘，由于子片顶的存在，使用真空吸盘会漏气，导致无法粘附镜片。吸盘粘附好镜片后，进行磨边操作。

⑥ 磨安全角、抛光、装配、加工后的整形、检测。双光镜配戴后如图 30 所示。

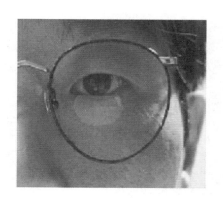

图 30　双光镜配戴效果图

（五）渐进镜磨边（全自动磨边机）

渐进镜的加工制作，是把配镜十字作为加工基本点，加工基准点高度定位位于实际测量的瞳高位置。但渐变多焦点眼镜的加工制作，对加工精度要求很高，两镜片配镜十字间的水平距离误差不得大于 1.0mm，单眼瞳高与实际测量值的误差不得大于1.0mm。因此制作渐变多焦点眼镜就不能采用手工加工的方法，只能用半自动磨边机和全自动磨边机磨边。

① 按照顾客的脸型对镜架进行调整。

②　确定配镜十字为镜片加工基准。

③　扫描镜架或撑片。若镜架对称性不好，选择右眼扫描或左眼扫描；若镜架对称性好，选择双眼扫描。

④　镜架类型选择（金属镜架或塑料镜架），选择镜片类型，选择镜片边缘类型（尖边、平边、凹槽）。

⑤　分别将左右渐进多焦点镜片水平加工基准线与刻度盘的水平中心线重合，配镜十字在中心仪中心定位。

⑥　装吸盘、取吸盘（为保护镀膜镜片、树脂镜片表面不受损伤，应在镜片两面贴上专用塑料保护贴膜，并使用粘盘）。

⑦　设置好磨边机的参数后，将镜片装入磨边机进行磨边。

⑧　磨边完成后，取出镜片（不要卸下吸盘）并试装镜架，与镜架对照（无框眼镜与模板对照），如不符合要求，修改磨边量并重修，直至大小合适。

⑨　左右镜片磨好后，磨安全角、抛光、装配，最后进行整形和检测。渐进镜配戴后如图31所示。

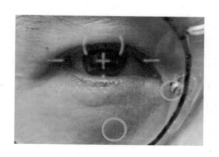

图31　渐进镜配戴效果图

（六）装配

1. 全框眼镜的装配

（1）塑料镜架的装配

①　启动加热器，将塑料镜架的欲软化部分置于加热器上，保持一定的距离，同时以较慢的速度转动镜架，使其均匀受热，逐

渐变化。

② 把镜片的上半部分尖边从镜架的正面对准镜圈上半部的槽沟嵌入。

③ 左手持镜架与镜片，注意镜片上的标记与镜架水平基准线保持平行，右手食指和中指拉镜框的下半部框边，拇指将镜片外露尖边逐渐推入镜圈的槽内。

④ 趁镜架尚处于软化状态，整理镜圈的弯度，并注意使圈形与镜片边贴合平整。

⑤ 整理眼镜，把眼镜反置在平板上，检查架形有否扭曲；两镜片是否对称并在同一平面上；镜腿的外张角是否理想；镜腿与前镜面所形成的倾斜度是否理想；鼻托叶是否对称等。

（2） 金属镜架的装配

① 卸下镜圈锁紧块螺钉。

② 将镜片嵌入镜圈槽沟内，注意镜片上的水平标记与镜架水平基准线平行。

③ 用平口尖头钳夹住两片锁紧块螺孔，稍用力使其合拢。

④ 再次检查渐进片的隐性刻印的连线是否与镜架水平基准线平行。

⑤ 捏紧镜框，放入螺钉并旋紧。检查镜片与镜框的吻合程度（镜片周边与镜圈的吻合是否密切；镜框面弯度与镜片的基弯是否适合；镜框是否有扭曲等）。

⑥ 将装好的镜架放在应力仪上检查应力。

⑦ 用同样的方法安装另一片镜片。

⑧ 用直尺检验左右眼的四个隐性刻印是否处于平行。

⑨ 整理眼镜，把眼镜反置在平板上，检查架形有否扭曲；两镜片是否在同一平面上；镜腿的外张角是否理想；镜腿与前镜面所形成的倾斜度是否理想；从侧面看，两镜脚是否对称平行；鼻托叶是否对称等。调整时有时要用两把钳子。

2. 半框眼镜的装配

① 将镜片的上缘嵌入半框架眉梁的槽沟内，使逐进片的隐性

刻印的连线与镜架水平基准线平行。

②　另用一根绸带穿过尼龙拉丝，一只手拿住镜架与镜片，一只手拉住绸带的两头沿镜片边缘移动，使尼龙拉丝渐渐全部嵌入镜片的 U 形槽内。

③　抽出绸带，检查镜片的隐性刻印的连线与镜架水平基准线平行。

④　用同样的方法装配另一镜片。

⑤　检查两镜片的四个隐性刻印的连线与镜架水平基准线平行。

⑥　整理眼镜，把眼镜反置在平板上，检查眼镜架是否扭曲；两镜片是否在同一平面上；镜腿的外张角是否合适；镜腿与前镜面所形成的前倾角是否合适；鼻托叶是否对称等。如有需要，使用调整钳进行调整。

3. 无框眼镜的装配

①　检查镜片的磨边质量与尺寸式样，检查镜片上的钻孔是否与镜架上的螺孔在靠近镜片中心（内侧）处内切，并且当螺丝穿入后要起到销子的作用。

②　将镜片放置在镜架上，旋上螺钉。注意使渐进片隐性刻印的连线在水平位。

③　检查两镜片的四个隐性的连线与镜架水平基准线平行。

④　整理眼镜，把眼镜反置在平板上，检查眼镜架是否扭曲；两镜片是否在同一平面上；镜腿的外张角是否合适；镜腿与前镜面所形成的前倾角是否合适；鼻托叶是否对称等。如有需要，使用调整钳进行调整。如无法调整，则需将镜片拆下，调整后再装上镜片。在操作时不可用力过猛，因为镜片上的钻孔所能承受的力极小，受力过大会引起镜片钻孔处破裂。

⑤　在装配时，注意螺丝长度应与镜片厚度相配合。如螺丝过长，可用专用钳将螺丝减短。如果有与镜架配套的螺帽，也应套上螺帽，并且穿螺丝时在镜片的前后装上塑料垫圈。

4. 注意事项

①　加热塑料镜架时，要时刻注意软化程度。镜圈不要直接与

加热器接触。加热要均匀，防止镜架变形。在镜圈加热时要特别注意不要使镜片受热。

　　② 装配完成后的镜片上的四个隐性刻印的连线一定要与镜架水平基准线平行。

　　③ 装配完成后不要擦去镜片上的标记。

项目五　配装眼镜的检测

【学习目标】了解光学参数检测的项目内容；了解国家标准规定的瞳距、瞳高允许偏差；了解国家标准规定的轴位允许偏差；掌握配装眼镜检测的方法；了解应力仪检测的方法和对结果的判定。

眼镜作为一个特殊的商品，既能够满足外观配饰的作用要求，还能够满足屈光矫正的光学要求，因此眼镜的质量问题就显得更为重要了。如果镜片度数不准确，会导致视力矫正不良，不能清晰舒适地看事物和景象；如果镜片对紫外线的防护能力不足，会导致眼睛受到紫外线的伤害，影响眼部健康。因此，配装眼镜后的检测是必不可少的一环，它是顾客配戴眼镜健康的前提。

知识点 1　光学参数的检测

配装眼镜光学参数的检测包括对眼镜的水平和垂直方向的参数检测，散光镜片的度数轴位的检测，对三棱镜的检测等。

一、定义

① 光学中心：镜片前表面与光轴的交点（光线通过此点，不发生偏折）。

② 光学中心水平距离：两镜片光学中心在与镜圈几何中心连线平行方向上的距离。

③ 光学中心水平偏差：光学中心水平距离与瞳距的差值。

④ 光学中心高度：光学中心与镜圈几何中心在垂直方向的距离。

⑤ 光学中心垂直互差：两镜片光学中心高度的差值。

⑥ 子镜片：利用胶合或熔合的方法添加在主镜片上的附加镜片，或在主镜片上根据配镜要求添加具有不同屈光力的附加曲面。

⑦ 子镜片顶点：子镜片上边界曲线的水平切线的切点，若上边界为直线，则该直线的中点为顶点。

二、测量

（一）测量光学中心水平距离

① 使用经检验合格的焦度计，确定左右两侧镜片的光学中心，并进行标记。

② 经左右两镜圈的鼻梁连接点作一条平行线，该平行线平行于镜圈几何中心的连线。

③ 用直尺或游标卡尺测量两镜片光学中心水平方向的距离，即为光学中心水平距离。一侧镜片光学中心到鼻梁中心的距离为光学中心单侧水平距离。

光学中心水平偏差为被检测眼镜的实测光学中心水平距离和配戴者瞳距的差值，偏差值越小说明眼镜片磨边加工的精确度越高，偏差值越大说明眼镜片磨边加工的精确度越低。偏差值的大小会造成镜片产生棱镜效果，影响配戴者的配戴舒适度。

检测过程中，将光学中心水平偏差计算出来。

（二）测量光学中心垂直互差

① 使用经检验合格的焦度计，确定镜片的光学中心，并打点进行标记。

② 经左右两镜圈的鼻梁连接点作一条水平连线，该连线平行于镜圈几何中心的连线。

③ 经左右两镜片光学中心作鼻梁连接点平行线的垂直线。

④ 用直尺或游标卡尺，测量两镜片光学中心与该水平连线垂直方向的距离，两镜片的垂直距离差值即为光学中心垂直互差。

检测过程中，将光学中心垂直互差计算出来。

（三）测量镜片的柱镜轴向

① 打开经检验合格的焦度计，将装配好的镜架左右侧下缘顶

住焦度计的挡板。

② 在焦度计上确定镜片的光学中心和柱镜轴向，用打印装置进行打点标记，并记录此时的柱镜轴向。

③ 测量的柱镜轴向和眼镜处方的柱镜轴向差值即为柱镜轴向的偏差。

检测过程中，将定配眼镜的柱镜轴向计算出来。

（四）测量棱镜度及棱镜底向

① 打开经检验合格的焦度计，将装配好的镜架左右侧下缘顶住焦度计的挡板。

② 用眼镜调节装置对眼镜上下左右调节，使镜片的棱镜度测量点在测量帽的中心位置，固定。

③ 屏幕上显示的棱镜度与角度即为镜片的棱镜度和基底方向。

④ 焦度计的棱镜度和基底方向的显示有两种，一种是总的棱镜度和总的基底方向显示方法；另一种是分为水平和垂直的棱镜度和基底方向的显示方法。在检测过程中设置分为水平和垂直的棱镜度和基底方向的显示方法。

⑤ 测量的水平和垂直的棱镜度与眼镜处方的水平和垂直的棱镜度差值即为棱镜度的偏差。

检测过程中，将定配眼镜的水平和垂直的棱镜度偏差计算出来。

（五）测量子镜片顶焦度值

① 选择经检测合格的焦度计，做好准备。

② 把镜片放置合适，使子镜片的基准点在测量帽中心位置，测定子镜片的顶焦度。

③ 测量双光镜的主镜片顶焦度。

④ 镜片的附加顶焦度等于子镜片顶焦度减去主镜片顶焦度。

⑤ 实际测量的附加顶焦度与配镜处方附加度值之差为双光镜子镜片顶焦度偏差。

（六）测量子镜片顶点高度互差

① 依据基准线法或方框法，确定两镜圈几何中心。

② 分别过左右两子镜片顶点作镜圈几何中心连线的垂直线。

③ 用直尺或游标卡尺，分别测量两子镜片顶点到镜圈几何中心连线的距离。

④ 两距离之差即为子镜片顶点高度互差。

三、注意事项

① 左右两镜片顶焦度不同时，按顶焦度绝对值大的镜片实测值作为标准进行检测。

② 对于散光镜片的检测：检测光学中心水平互差时，先求水平方向的顶焦度，再进行检测；在检测垂直互差时，先求垂直方向的顶焦度，再进行检测。

③ 对于散光轴位在90°方向的单散镜片，无需检测其光学中心垂直互差；对于散光轴位在180°方向的单散镜片，无需检测其光学中心水平偏差。

④ 对于散光轴在斜向的单散镜片，因其光学中心为一条线而不是一个点，应依据加工时的瞳高检测光学中心水平偏差。

附录1　国家标准《配装眼镜》

表1　　　　　定配眼镜的两镜片光学中心水平距离偏差

顶焦度绝对值最大的子午面上的顶焦度/D	0.00~0.50	0.75~1.00	1.25~2.00	2.25~4.00	≥4.25
光学中心水平距离允差/mm	$0.67^{\triangle}$	±6.0	±4.0	±3.0	±2.0

表2　　　　　　定配眼镜的光学中心垂直互差

顶焦度绝对值最大的子午面上的顶焦度/D	0.00~0.50	0.75~1.00	1.25~2.50	>2.50
光学中心垂直互差/mm	$≤0.50^{\triangle}$	≤3.0	≤2.0	≤1.0

表3		定配眼镜的柱镜方向偏差			
柱镜顶焦度值/D	0.25 ~ ≤0.50	>0.50 ~ ≤0.75	>0.75 ~ ≤1.50	>1.50 ~ ≤2.50	≥2.50
轴位允差/（°）	±9	±6	±4.0	±3	±2

表4	定配眼镜的处方棱镜度偏差	单位：（△）
棱镜度	水平棱镜允差	垂直棱镜允差
≥0.00 ~ ≤2.00	对于顶焦度≥0.00 ~ ≤3.25D： 0.67 对于顶焦度 >3.25D： 偏心2.00所产生的棱镜效应	对于顶焦度≥0.00 ~ ≤5.00D： 0.50 对于顶焦度 >5.00D： 偏心1.00所产生的棱镜效应
>2.00 ~ ≤10.00	对于顶焦度≥0.00 ~ ≤3.25D： 1.00 对于顶焦度 >3.25D： 0.33△ + 偏心2.00所产生的棱镜效应	对于顶焦度≥0.00 ~ ≤5.00D： 0.75 对于顶焦度 >5.00D： 0.25△ + 偏心1.00所产生的棱镜效应
>10.00	对于顶焦度≥0.00 ~ ≤3.25D： 1.25 对于顶焦度 >3.25D： 0.58△ + 偏心2.00所产生的棱镜效应	对于顶焦度≥0.00 ~ ≤5.00D： 1.00 对于顶焦度 >5.00D： 0.50△ + 偏心1.00所产生的棱镜效应

例如：镜片的棱镜度为 $3.00^{△}$ ，顶焦度为 4.00D，其棱镜度的允差为 $0.33^{△}$ + （4.00D ×0.2cm）= $1.13^{△}$

表5	装配质量
项目	要求
两镜片材料的色泽	应基本一致
金属框架眼镜锁接管的间歇	≤0.5mm
镜片与镜圈的几何形状	应基本相似且左右对齐，装配后无明显隙缝
整形要求	左、右两镜面应保持相对平整，托叶对称
外观	应无崩边、钳痕、镀（涂）层剥落及明显擦痕、零件缺损等疵病

知识点 2　镜片应力的检测

一、应力检查的要求

通过使用应力仪对配装加工后的眼镜镜片周边在镜圈中应力情况的检查，要求镜片周边在镜圈中的应力基本均匀一致。通常可观察到如下四种情况：

① 应力均匀：镜片周边呈半圆形均匀的线状。

② 应力过强：镜片周边呈锐角长条的线状。

③ 局部应力过强：镜片周边局部出现锐角长条的线状。

④ 应力过弱：镜片周边几乎无任何线条图像。

二、应力检查分析

通过应力仪检查可有两种情况是不符合要求的。一种是应力过强或局部应力过强的情况，另一种是应力过弱的情况。引起应力过强和局部过强的原因主要有：

① 镜片磨得太大。

② 镜片形状与镜圈几何形状不相符，包括其棱或角的形状、位置以及整体形状等。

③ 镜片弯度与镜圈弯度不相符。

④ 镜片尖边不在一条线上。

引起应力过弱的主要原因是镜片整体小了。

因此，在配装加工中可根据应力检查的情况及原因进行重新修正，否则会造成镜片崩边、破损或在戴用过程中出现镜片脱落等现象。

三、应力仪的使用方法

① 接通电源，打开开关，灯即亮。

② 将被检测的眼镜置于仪器的检偏器和起偏器中间。

③ 检查者从检偏器的上方向下观察，可观察到镜片周边在镜圈中的应力情况。

④ 根据所观察到的应力情况，判断镜片周边的应力是否均匀一致或需要修正的部位。

思考题

1. 配镜处方：O_D：$-5.00DS$，O_S：$-5.75DS-1.00DC \times 45$；$PD=60mm$，实测其光学中心水平距离为 $62.5mm$，光学中心垂直互差为 $1.2mm$，这副眼镜的光学中心水平互差及光学中心垂直互差是否符合国家标准？

2. 配装眼镜检测的依据是什么？主要包括哪些指标和内容？

3. 一副双光眼镜，装配后测得子镜片顶点高度互差为 $2mm$，此眼镜子镜片顶点高度互差是否符合国家标准？

【实训项目5】配装眼镜的检测

一、目标

熟悉配装眼镜检测的项目，掌握水平偏差检测、垂直互差检测、柱镜轴向检测和多焦点镜片检测的方法。

二、工具和设备

各类眼镜片、自动焦度计、尺子。

三、步骤

（一）单光镜

① 调整好的自动焦度计，做好准备。

② 将眼镜置于镜架挡板上，调整镜架挡板的前后位置，将右眼镜片的视标置于测量帽中心，如图32所示。

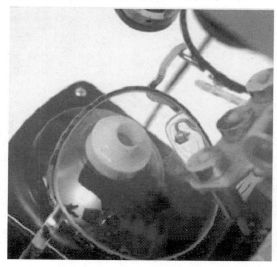

图32 镜片参数测量

③ 检查右眼镜片的屈光度（球镜、柱镜、轴位、棱镜度和基底方向），在光学中心点上做出标记，并记录数据，如图 33 所示。

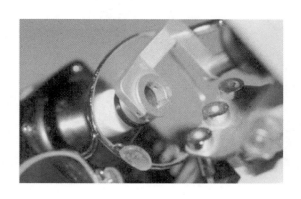

图 33　双光镜远用区测量

④ 按照相同的方法测量左眼镜片的屈光度，做出标记，并记录数据。

⑤ 将镜片移出，检查在镜片上的标记点，测出光学中心水平距离。将此测量数值与订制的瞳距（PD）相比较，对照国标，判断是否合格。

⑥ 测出光学中心垂直高度，计算左右眼镜片的光学中心垂直互差。将此测量数值对照国标，判断是否合格。

⑦ 将记录下的柱镜轴位与处方要求相对比，然后再对照国标，判断是否合格。

⑧ 如果有棱镜度，将记录下的水平和垂直的棱镜度和基底方向与处方要求相对比，然后再对照国标，判断是否合格。

（二）双光镜

前①~⑧个步骤与单光镜相同。

⑨ 检查近用加光度数，将眼镜置于镜架挡板上，镜片凸面靠着镜片平台，同时通过远用区对准测量帽，测量镜片远用区的前顶点度，如图 33、图 34 所示。

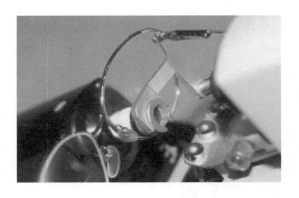

图 34　双光镜近用区测量

⑩ 测量子片的前顶点度，这个读数与远区的前顶点度之差值就是近用加光度。

⑪ 将测量的近用加光度和处方相对比，计算出差值，然后再对照国标，判断是否合格。

（三）渐进镜

① 将镜片的隐形刻印标记出来，然后找出与镜片对应的测量卡，将其他的临时性标记标示出来，如图 35 所示。

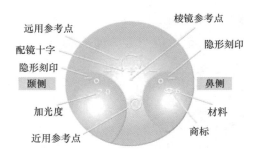

图 35　渐进镜的隐形刻印（右眼镜片）

② 将眼镜置于镜架挡板上，调整镜架挡板的前后左右位置，

直到远用参考圈与测量帽对应，测量镜片的远用屈光度，如图 36
所示。

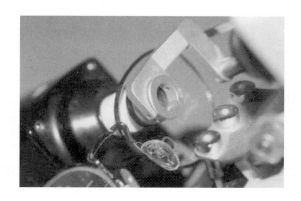

图36 渐进镜远用区测量

③ 移动镜架挡板直到棱镜参考点对齐测量帽的中心，同时测
量该点的棱镜效应。如果渐进镜实施了棱镜削薄将会引起底朝下
的棱镜。

④ 移动镜架挡板直到近用参考圈对齐测量帽，测量镜片的近
用屈光度，如图 37 所示。

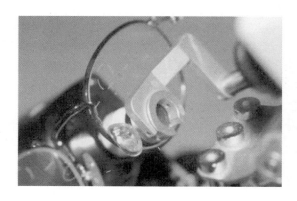

图37 渐进镜近用区测量

⑤ 夹住左眼镜片，按照相同的方法，测量左眼的远用屈光度、棱镜度、近用屈光度。

⑥ 通过测量配镜十字的位置来核查单眼瞳距及配镜高度。

四、操作记录

参数	球镜	柱镜	轴向	棱镜度/基底方向	附加度
镜片 1					
镜片 2					
镜片 3					
镜片 4					
镜片 5					
镜片 6					

项目六　特殊镜片的定配

【**学习目标**】掌握三棱镜的测量方法，会计算三棱镜加工过程中的移心量，掌握三棱镜的加工制作方法。了解染色镜片染色的原理，掌握眼镜片渐变染色的操作方法，掌握各种染色镜片的磨边方法。理解偏光镜片的作用原理，掌握偏光镜片的磨边方法。了解其他特殊镜片的磨边方法。

知识点 1　三棱镜

制作眼位偏斜顾客所需的三棱镜方法主要有两种，第一种是通过矫正眼镜镜片的移心达到产生三棱镜的效果，第二种是通过定做三棱镜达到所需棱镜的矫正效果。

一、移心法

三棱镜是组成一切眼用透镜的最基本的光学单位，球面透镜和柱面透镜均可以看作是由无数个大小不等的三棱镜密接组成。当我们的视线偏离镜片光学中心注视物体时，会出现三棱镜效果，可以在配装眼镜时，通过不让镜片的光心对准配戴者瞳孔中心的方法，使产生的棱镜效果恰好与验光处方上要求的棱镜效果相同，这就是移心法。

移心的距离可以通过公式计算得出：

$$C = \frac{P}{F}$$

式中　C——移心量，cm

　　　P——棱镜度

　　　F——屈光度

（一）球面透镜的移心

【例6-1】某顾客右眼的处方为 +4.00D，需要产生 $2^\triangle$ 底朝内的棱镜效果，求移心量和方向？

解：右眼 $F = +4.00D$，$P = 2^\triangle$ 底朝内

$$C = \frac{P}{F} = \frac{2}{4} = 0.5(\text{cm})$$

根据正镜片效果图为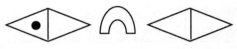

如果要产生底朝内的效果，需要将镜片的光学中心移向鼻侧，即向内移心，使眼睛的瞳孔中心通过镜片的外半部分注视。

结果为镜片向内移心 0.5cm。

【例6-2】某顾客右眼的处方为 -6.00D，需要产生 $2^\triangle$ 底朝内的棱镜效果，求移心量和方向？

解：右眼 $F = -6.00D$，$P = 2^\triangle$ 底朝内

$$C = \frac{P}{F} = \frac{2}{6} = 0.33(\text{cm})$$

根据负镜片效果图为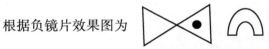

如果要产生底朝内的效果，需要将镜片的光学中心移向颞侧，即向外移心，使眼睛的瞳孔中心通过镜片的内半部分注视。

结果为镜片向外移心 0.33cm。

镜片的移心法则为：正镜片的移心方向与所需的三棱镜底向方向相同，负镜片的移心方向与所需的三棱镜底向方向相反。

（二）柱面透镜的移心

【例6-3】某顾客右眼的处方为 -2.00D×180，需要产生 $2^\triangle$ 底朝上的棱镜效果，求移心量和方向？

解：右眼 $F = -2.00 \times 180$，在水平方向的屈光力为 0，在垂直方向的屈光力为 -2.00D。

$P = 2^\triangle$ 底朝上，需要在垂直方向有屈光力才能产生棱镜效果。

$$C_V = \frac{P_V}{F_V} = \frac{2}{2} = 1(\text{cm})$$

根据负镜片效果图为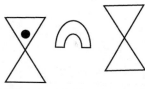

如果要产生底朝上的效果，需要将镜片的光学中心向下移心，使眼睛的瞳孔中心通过镜片的上半部分注视。

结果为镜片下外移心 1cm。

在单纯散光镜片移心产生三棱镜效果的过程中，一定要确认镜片屈光力的方向，轴位在 180° 方向的单纯散光镜片，屈光力在垂直方向，只能产生底朝上或底朝下的三棱镜效果；轴位在 90° 方向的单纯散光镜片，屈光力在水平方向，只能产生底朝内或底朝外的三棱镜效果。

（三）球柱透镜的移心

【例6－4】验光处方为：R：$-5.00/-1.00 \times 90$　$2^{\triangle}B180$，求右眼镜片的移心量和方向？

解：右眼水平方向屈光力 $F_H = -5.00 + (-1.00) = -6.00D$

右眼水平方向棱镜度 $P_H = 2^{\triangle}BO$

右眼水平方向棱镜所需的移心量：

$$C_H = \frac{P_H}{F_H} = \frac{2}{6} = 0.33(\text{cm})$$

右眼所需移心量为 0.33cm，向内移心。

【例6－5】验光处方中，R：$-5.00/-2.00 \times 45$　$2^{\triangle}B135°$，L：$-5.00DS$；镜架尺寸为 52□18，镜架高度为 40mm，PD 为 64mm，瞳高为 25mm。这副眼镜是否可以通过移心法使用库存镜片装配达到处方的要求？

解：右眼水平方向屈光力 $F = -5.00 + (-2.00) \times \sin^2 45 = -6.00$（D）

水平方向棱镜度 $P_H = 2 \times \cos45 = 1.4^{\triangle}\text{BO}$

水平方向棱镜所需的移心量：

$$C_H = \frac{P_H}{F_H} = \frac{1.4}{6} = 0.23(\text{cm})$$

右眼向内移心 0.25cm。

水平方向几何中心所需移心量（52 + 18 - 64）/2 = 3（mm）内移

水平方向总移心量：2.3 + 3 = 5.3（mm）内移

垂直方向屈光力 $F_V = -5.00 + (-2.00) \times \cos^2 45 = -6.00$（D）

垂直方向棱镜度 $P_V = 2 \times \sin45 = 1.4^{\triangle}\text{BU}$

垂直方向棱镜所需的移心量

$$C_V = \frac{P_V}{F_V} = \frac{1.4}{6} = 0.23(\text{cm}) = 2.3(\text{mm})$$

垂直方向几何中心所需移心量：25 - 40/2 = 5（mm）上移

垂直方向总移心量：5 - 2.3 = 2.7（mm）上移

左眼水平方向移心量：（52 + 18 - 64）/2 = 3（mm）内移

左眼垂直方向移心量：25 - 40/2 = 5（mm）上移

装配这副眼镜时，在正常点轴的情况下，只需将右眼的光学中心水平方向内移 5.3mm，垂直上移 2.7mm，即可以保证处方中的棱镜效果，无需定做棱镜镜片。

二、定做

在镜架尺寸过大，镜片直径过小，镜片屈光度过小和所需棱镜度较大的情况下，就不能用移动光心的方法来完成棱镜加工，如 +2.00DS 生产 $5^{\triangle}$，则 $C = \dfrac{P}{F} = \dfrac{5}{2} = 2.5(\text{cm})$。显然光学中心移动 2.5cm 是不可能的，这时就需要定做三棱镜镜片。一般是通过制作镜片厚度差的方法来完成棱镜的加工。

镜片在棱镜方向上的厚度差可根据公式求得

$$P = \frac{100\delta(n-1)}{d}$$

式中　　P——棱镜度

δ——厚度差

d——镜片直径

n——折射率

【例 6 - 6】镜片屈光度 + 2.00DS，折射率为 1.50，需要产生棱镜度 $5^\triangle$，镜片直径为 65mm，如何定做三棱镜？

解：根据题意 $n = 1.5$，$P = 5^\triangle$，$d = 65mm$

$$\delta = \frac{Pd}{100(n-1)} = \frac{5 \times 65}{100 \times (1.5 - 1)} = 6.5(mm)$$

在进行二次镜片加工时，改变透镜的边缘厚度，保证磨好的透镜在棱镜方向厚度差为 6.5mm，此时镜片几何中心处的棱镜度就为 $5^\triangle$。

三、检测

三棱镜加工完成后需要进行检验产品是否合格，常用的检测方法有计算法和测量法。

1. 计算法

① 寻找具有标称值所显示的三棱镜度及底向的位置，并记录打点，与处方所明示的底向相比较是否一致，此时必须将眼镜的上或下框缘靠紧焦度计的靠板并平行移动。

② 测量左右两镜片三棱镜度的位置间的水平距离及垂直距离，并与配镜者的瞳距相比较。若相等，则该三棱镜度符合处方要求；若不相等，则可通过计算分析偏差是否在允差范围之内（首先，根据处方中棱镜的大小、方向和测得的符合此棱镜的位置推算出光学中心位置，然后再根据 $P = FC$，计算出处方中瞳距、瞳高对应镜片上位置的棱镜度数和基底方向，根据棱镜度大小查找国家标准中的允许误差值，比较计算值与处方的误差，是否在国家标准的允许误差范围内，确定配装眼镜是否合格）。

【例 6 - 7】已知配装眼镜 R：- 4.00DS/ - 1.00DC × 60　　L：- 5.00DS/ - 2.00DC × 120，双眼再各加 $2^\triangle$（BI），配镜者远用瞳

距为 65mm，观测左右两镜片具有 $2^{\triangle}$（BI）的位置间水平距为 63mm，判断该副眼镜的棱镜度加工质量是否符合要求。

解：水平方向屈光力为：$F = -4.00 + (-1.00) \times \sin^2 60 = -4.75$（D）

$2^{\triangle}$（BI）的位置：$63/2 = 31.5$（mm）

$C = P/F = 2/4.75 = 0.42$（cm）$= 4.2$（mm）外移

单眼光学中心位置：$31.5 + 4.2 = 35.7$（mm）

单眼瞳距：$65/2 = 32.5$（mm）

$C = 35.7 - 32.5 = 3.2$（mm）$= 0.32$（cm）

单眼瞳距处棱镜度：$P = FC = 4.75 \times 0.32 = 1.52$（BI），国家标准允许误差：$\pm 0.25^{\triangle}$，此处单眼棱镜度偏差为 $1.52 - 2.00 = -0.48^{\triangle}$，不符合国家标准。

或简易计算法：$2^{\triangle}$（BI）的位置：$63/2 = 31.5$（mm）

单眼瞳距：$65/2 = 32.5$（mm）

两者相差 1mm，由此引起的棱镜度偏差 $P = FC = 4.75 \times 0.1 = 0.48$，不符合国家标准。

2. 测量法

① 根据处方中的单眼瞳距和单眼瞳高确定瞳孔中心在镜片上的对应位置，在镜片上做出标记。

② 将镜架的底部靠在焦度计挡板上，眼镜要水平，镜片上的标记点对准测量头的中心。

③ 读出此时焦度计屏幕上的屈光度和棱镜度及底向，根据棱镜度大小，与国家标准中的允许误差值对比，判断配装眼镜是否合格。

3. 注意事项

三棱镜镜片的厚薄差异较大，在焦度计上打点和检测时需将棱镜尖端稍抬起，使镜片的前表面处于水平位置，因为棱镜镜片在磨边装配过程中，考虑到美观等因素，尖边位置往往在厚端的靠外处，也就是说镜片的外表面比里面更接近于水平线，因而在配戴眼镜时的视轴也更接近于外表面的光轴，而不是里表面的光轴，所以这个方向的度数应是实际矫正值，也就是说，焦度计在这个方向的测量值为实际矫正值。

总之，棱镜的加工制作要求精度比一般眼镜高，加工中心必须对准瞳孔，加工基准线必须严格水平，我们只有熟练掌握磨边技巧，清楚棱镜加工的注意事项，并严把检测关，才能使装配的眼镜符合国家标准。

知识点2　染色镜片

染色太阳眼镜由于具有矫正屈光不正的光学性能，且具备质量轻、耐冲击、不易碎、色彩多样等特点，能有效地过滤掉95%以上的紫外光和蓝光，起到很好地保护视力的作用而深受欢迎。

一、镜片染色的原理

镜片着色很早就有了，最开始是在玻璃中添加某些金属成分，使玻璃有多种颜色。在玻璃镜片中添加金属成分，除了使玻璃镜片呈现多彩的颜色外，还通过对不同波长的单色光进行选择性的吸收和滤光，使着色后的玻璃镜片附带了新的功能，成为具有保护眼睛作用的护目镜。常见有色玻璃镜片的作用和用途见表6-1。

表6-1　　　　　　　有色玻璃镜片的分类和作用

颜色名称	着色剂	作用	用途
灰色	钴、铜、铁、镍等氧化物	均匀吸收光谱线 吸收紫外线、红外线	太阳镜、驾驶镜
蓝色	钴、铜、铁、锰等氧化物	防眩光	护目镜（高温炉窑）

续表

颜色名称	着色剂	作用	用途
绿色	钴、铜、铁、铬、铈等氧化物	吸收紫外线、红外线	护目镜（电焊、气焊、氩弧焊）
黄色	硫化镉和铈、钛等氧化物	吸收紫外线增加对比度	夜视镜，驾驶员在阴雨天、雾天配戴
红色	硒化镉、硫化镉	防荧光刺眼	护目镜（医务 X光）

　　树脂镜片由有机材料制造而成，在受热后，分子间的间隙变大，溶于水中的染料颗粒通过进入分子间隙，使树脂镜片着色。当镜片在冲洗冷却后，分子间隙变小，颜色被封存在镜片内部，在常温下不脱色。

二、染色液

　　染色镜片颜色很多，但很少有用单一颜料染成的，都是采用几种颜料进行拼色。两种或两种以上不同颜色的颜料拼混后进行染色，可以得到另外一种颜色，称为拼色。

　　拼色是根据红、黄、蓝三色，按不同比例拼混成不同颜色的原理，这一原理被广泛应用。红、黄、蓝三色叫作颜料拼色的三原色，它们是无法用其他任何颜色拼成的色泽，而其他的颜色，都可以用红、黄、蓝三色以不同的比例混合拼成。

　　把红、黄、蓝三色混合，可得到黑色，黑色冲淡便是灰色。即：红＋黄＋蓝＝灰或黑。

　　染色液为染色剂和促进剂的水溶液。目前市场上的染色剂有液态和固态粉末两种，有调配好的和原色供选择。促进剂又称为表面活性剂，主要作用是减少染色剂的表面张力，加快染料颗粒进入镜片的速度，并使着色固定。

一般最常用的染色镜片有灰色、棕色和绿色。选择什么颜色的染色镜片取决于配戴者的喜好。镜片颜色对视力也有一定的影响，近视眼戴棕色的镜片视物更清晰；远视眼戴绿色镜片视物会更清晰；浅黄色的镜片可以增加视物的对比度，适合于雾天行车的驾驶员以及某些低视力者；灰色镜片在雪地环境中可以防止雪地的反光，并增加视物的对比度。

在使用颜料配制染液的过程中，能溶于水的大部分是各种分散剂，细小的颜料微粒只是被水溶性的分散剂包围，形成一层定向保护膜，使颜料颗粒之间产生静电斥力，阻止了颜料粒子相互凝聚，使之成为良好的分散悬浮体。分散颜料的染液实际上并非真正的溶液，这种不完全溶解的液体叫分散液。

为了保证颜料在染色液中分散良好，染色前要把颜料调配成浓溶液。颜料一定要充分溶解，颜料的溶解对染色效果有很大的影响，溶解不完全会产生色点和色块等弊病。

正常的操作方法是用 10 倍于颜料质量的温水（40～50℃），在搅拌的条件下徐徐将颜料撒入，搅拌 10～15min 即可，不宜用太热的水，切忌用沸水，否则会引起颜料凝聚或结块，也不要用少量水调成糊状再倒入桶中。染液最好是配好就用，如果放置时间过长，同样会产生再凝聚。

染色液的配制如果操作不当，染液分散不好，将会使颜料颗粒凝聚增大，直接影响染色质量，颜料必须充分化开，高度分散，分散良好的颜料颗粒不但有利于匀染，而且能使给色量提高，因此不能忽视染色液的配制环节。

三、染色工具

给镜片染色的工具有多种多样，主要有染色缸、镜片夹，加热器等，如图 6-1 所示。如果要进行渐变染色，需要有自动升降装置。

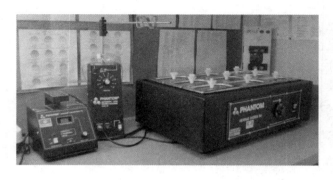

图 6－1　染色缸

四、染色方法

通过水槽浸泡法，对树脂镜片进行着色。将配制好的染色液升温到 80～90℃，把装在夹具上的待染镜片从超声波清洗机中取出，放入染液槽内进行染色，待一定时间后，取出装有镜片的夹具，并立即放入到具有相同温度的热水槽中冲洗，经一定时间后，取出控水，对清洗不干净的镜片用干净的擦布蘸少量酒精擦净表面。

树脂镜片系高分子化合物，固化成型后具有良好的机械强度和弹性，并具有较好的耐热性。树脂镜片对疏水性的颜料有很好的亲和力。当片基浸入高温染液中，颜料开始吸附在其表面。随着温度的上升，其大分子的网状结构逐渐松动，在热的作用下，大分子网状间振动频率增大，其结构内出现了许多可以容纳颜料分子的微观孔隙。与此同时，染液的热量增加了溶解于水的颜料单分子的动能，加快了其向片基的扩散。同时，在高温下，颜料的动能增加，活化分子数量增加，提高了颜料在水中的溶解度，随着颜料单分子不断扩散进入片基后，使接近片基周围的染液浓度降低，产生了浓度差，成为不饱和溶液，但立即又会有稍远处的分散在水中的颜料再溶解成单分子，因分子的不断运动，自动向片基表面补充，并扩散渗透进入片基中，直到染色达到平衡为止，即染色完成。经过降温，颜料分子逐渐被凝结在片基固体中，不再溶出，从而获得很高的染色牢度。

五、镜片脱色

树脂镜片染色后，如果色彩不合适，可以对镜片进行脱色。脱色的原理是将树脂镜片浸泡在 80～90℃ 的脱色液中，经过漂白和氧化分解色素的作用，使镜片分子间隙中的染料微粒析出，向无色状态转变。脱色剂是能使染色镜片退色的化学溶剂，含有漂白剂、还原剂等成分。在脱色剂中加入适量的促进剂，能够加快镜片脱色的速度。

镜片脱色时使用的脱色液温度和染色液的温度相等或稍高一点，镜片染色的色泽越浅，脱色越容易，但不能达到无色状态，会留有少量颜色。镜片染色达到 50% 以上后，很难再进行脱色，如果镜片染色后再进行过加硬或增透等加膜处理，也不能进行脱色。

知识点 3　等像眼镜

随着人们文化水平和生活品质的不断提高，对双眼单视功能的要求也越来越高。为获得良好的双眼单视功能，除了左右眼的视力必须良好以外，左右眼的视像大小差是越小越好。有屈光参差的顾客由于两眼屈光不正的性质不同、度数不等，配戴普通眼镜后造成两眼像的大小不等。等像眼镜是既保留每一只眼的矫正视力所需的屈光度，又能使左右眼视像大小相等或相近的一种特制眼镜。对于单独一片眼镜片，既能保留原有矫正屈光不正度的效能，又使戴此镜片后此眼视像大小改变能合乎要求，称其为像倍率眼镜片。

矫正眼镜的放大倍率（SM）是戴矫正眼镜后远方物体在视网膜上所成清晰像的大小，和同一眼裸眼看远方同一位置物体时视网膜上所成像大小之比，有如下公式：

$$SM = \frac{1}{1 - dF} \cdot \frac{1}{1 - \frac{t}{n}F_1} \qquad (6-1)$$

式中　SM——矫正眼镜的放大率

　　　　F——矫正眼镜的屈光度

　　　　F_1——矫正眼镜前表面的屈光度

　　　　d——镜眼距

　　　　t——镜片中央厚度

　　　　n——镜片折射率

　　屈光参差的顾客带上屈光矫正的眼镜后，会出现双眼物象不等。Carleton 和 Madigam（1932 年）认为两眼存在 0.25D 的屈光参差，两眼物像大小的差异达到 0.5%，要保持双眼单视物像不等的允许临界为 5%，即双眼屈光参差值不能超过 2.50D。若物像的大小差异超过 5%，则两眼物像融合困难，导致顾客不能舒适使用，甚至会因不能忍受物像不能融合而导致停戴眼镜。视光工作者希望能够为顾客提供一种既能使原有屈光不正度得到矫正，又能使双眼物像大小接近的屈光参差矫正眼镜。

一、屈光度放大倍率的改变

　　在眼镜放大率的公式中，$\frac{1}{1 - dF}$ 为屈光度放大倍率（SMP），即

$$SMP = \frac{1}{1 - dF} \qquad (6-2)$$

从公式可知，改变屈光度 F 或改变镜眼距 d 就可以改变视像的放大倍率。屈光度的改变对矫正效果的影响很大，应尽量保持不变，以免影响视力；镜眼距的改变不大，影响较小，故常用于改变视像的放大倍率。

　　【例 6-8】顾客左眼眼前 12mm 处戴矫正眼镜，屈光度为 +6.00DS，配戴后左右眼视物的物像不等导致戴镜困难，现将左

眼的镜眼距改为9mm，求视像改变的情况？

解：初始状态下 $F = +6.00D$，$d = 0.012m$

$$SMP = \frac{1}{1 - dF} = \frac{1}{1 - 0.012 \times 6} = 1.07758$$

即左眼屈光度的放大率为7.758%

将镜眼距改为9mm后，

$$SMP = \frac{1}{1 - dF} = \frac{1}{1 - 0.09 \times 6} = 1.05708$$

此时左眼的屈光度放大率为5.708%

镜眼距从12mm改为9mm后，左眼的视像放大率减少了：

$$7.758\% - 5.708\% = 2.05\%$$

【例6-9】顾客左眼的矫正眼镜屈光度为 $-7.00DS$，现将左眼的镜眼距从12mm改为9mm，求视像改变的情况？

解：初始状态下 $F = -6.00D$，$d = 0.012m$

$$SMP = \frac{1}{1 - dF} = \frac{1}{1 - 0.012 \times (-7)} = 0.9225$$

即左眼屈光度的放大率为缩小了7.75%

将镜眼距改为9mm后，

$$SMP = \frac{1}{1 - dF} = \frac{1}{1 - 0.09 \times (-7)} = 0.9407$$

此时左眼的屈光度放大率为缩小了5.93%

镜眼距从12mm改为9mm后，左眼的视像放大率增加了1.82%

镜眼距改变虽可改变矫正眼镜的放大倍率，但严格地讲，镜眼距改变时眼镜片的等效度就不同，矫正眼镜的屈光度也必须作相应改变，它的放大倍率亦必然有所不同，如前例【6-8】中：

$F = +6.00DS$，$d' = 12 - 9 = 3$（mm），按公式：

$$F' = \frac{F}{1 - d'F} = \frac{6.00}{1 - 0.003 \times 6} = +6.11(D)$$

$$SMP = \frac{1}{1 - 0.009 \times 6.11} = 1.05819$$

放大率为5.819%，比 $+6.00DS$ 戴在眼前12mm处缩小了

$7.758\% - 5.819\% = 1.939\%$

通过所述简单计算法所得结果，有一定误差，只可作为一个约数。且镜眼距改变太大，常使眼镜装配发生困难。一般镜眼距变动多限于 4mm 范围之内，故对眼镜放大倍率的改变有一定限度，单靠这一调整不足以满足等像眼镜的需求。

二、像倍率公式

眼镜的总放大倍率公式 $SM = \dfrac{1}{1 - dF} \cdot \dfrac{1}{1 - \dfrac{t}{n}F_1}$ 中，除屈光度

放大倍率 $\dfrac{1}{1 - dF}$ 以外，另一部分就是 $\dfrac{1}{1 - \dfrac{t}{n}F_1}$。改变这一部分的

数值，可以不影响眼镜片的屈光度而改变眼镜片的放大倍率，这一部分就是眼镜片的形式放大倍率（SMS）。

$$SMS = \frac{1}{1 - \dfrac{t}{n}F_1}$$

形式放大倍率公式中，有两个可变因子，一个是眼镜片中央的厚度（t），一个是眼镜片前面的屈光度（F_1）。后者可以从改变眼镜片前面的曲率半径而改变数值。改变这两个数值，就可以使眼镜片不改变屈光度而改变其放大倍率。根据形式放大倍率改变而制成所需眼镜，就是像倍率眼镜的制作原理。

（一）形式系数

严格地说，眼镜片都是具有一定厚度的新月形透镜，它的主点和顶点不在同一位置上。如以 t 代表透镜中央部厚度，n 代表镜片的折射率，F_1 代表透镜前表面的球面屈光度，F 代表这一透镜的总屈光度，F_V 代表这一透镜的后表面顶点屈光度。则同一镜片中 F 和 F_V 的关系是：

$$\frac{F_V}{F} = \frac{1}{1 - \dfrac{t}{n}F_1} \tag{6-3}$$

其中 $\dfrac{1}{1 - \dfrac{t}{n}F_1}$ 就是形式系数，因而透镜的形式放大倍率，决

定于形式系数。形式系数的变动，决定 F_V/F 比值的变动量，也决定眼镜片的形式放大倍率。

利用不同形式系数值，做成屈光效力相同而视像大小不同的眼镜片，就是像倍率眼镜片。左右眼眼镜片屈光度不等而视像放大的倍率相同的眼镜，称为等像眼镜。

（二）无焦眼镜

配用等像眼镜，需预先知道顾客左右眼带矫正眼镜后视像大小不等的倍率差，然后以所需像倍率眼镜片代替原来的矫正眼镜片戴于患者双眼前，再试测左右眼的视像大小及是否能舒适戴用。试镜箱中，不可能备有各种不同屈光度不同放大倍率的像倍率眼镜片供测试之用。为此，学者们研制出一种特制的像倍率眼镜片，就是无焦眼镜片，如图 6 − 2 所示。

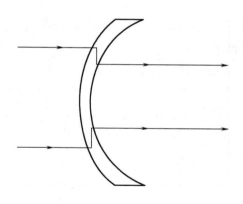

图 6 − 2　无焦眼镜片

无焦眼镜片是一种屈光度等于零的眼镜片。平行光束通过无焦眼镜片以后，仍是平行光束离开。但由于眼镜片形状系数的改变，可制成各种不同的放大倍率。因而无焦眼镜片是一种屈光度

等于零的像倍率眼镜。

无焦眼镜的屈光度是零，就是 $F=0$，而 F_V 也等于 0。于透镜联合公式中：

$$F = F_1 + F_2 - \frac{t}{n}F_1F_2$$

如果 $F=0$，则

$$0 = F_1 + F_2 - \frac{t}{n}F_1F_2$$

$$F_1 = \frac{-F_2}{1 - \frac{t}{n}F_2} \qquad (6-4)$$

根据公式推导可得：

$$SMS = \frac{1}{1 - \frac{t}{n} \cdot \frac{-F_2}{1 - \frac{t}{n}F_2}} = 1 - \frac{t}{n}F_2 \qquad (6-5)$$

$$t = \frac{(F_1 + F_2)n}{F_1F_2} \qquad (6-6)$$

应用上述公式（6-4）至式（6-6）就可以设计出各种不同放大倍率的无焦眼镜片。

【例 6-10】眼镜片的折射率为 1.5，要制作一片放大倍率为 4%、中央厚度为 4mm 的无焦眼镜片，镜片的前表面应制成多少屈光度？镜片的后表面应制成多少屈光度？

解：根据题意，$SMS = 1.04$，$t = 0.004$，$n = 1.5$，代入公式（6-5），可得

$$SMS = 1.04 = 1 - \frac{0.004}{1.5}F_2$$

$$F_2 = \frac{(1.04 - 1) \times 1.5}{0.004} = -15.00(D)$$

将后表面屈光度代入公式（6-4）可得：

$$F_1 = \frac{-(-15)}{1 - \frac{0.004}{1.5}(-15)} = +14.423(D)$$

根据 $F = \dfrac{n_2 - n_1}{r}$ 可得

$$r_1 = \dfrac{1.5 - 1}{+14.423} = 0.03467(\mathrm{m})$$

$$r_2 = \dfrac{1 - 1.5}{-15} = 0.03333(\mathrm{m})$$

通过计算得出该无焦眼镜片的前表面屈光度为 +14.423D，后表面屈光度为 -15.00D，当中央厚度为 0.004m 时，放大率为 4%。

表 6-2 为不同中央厚度无焦眼镜不同放大率的屈光度对照值，如已知任意两项数据，通过查表可以得出第三项数据值。表中规定镜片折射率为 1.523。

已知放大率为 3.0%，前面屈光度为 +9.00D，连此两点之直线交厚度线于 4.9mm，此镜中央厚度应是 4.9mm。

已知前面屈光度为 +7.00D，镜片中央厚 3mm，则此无焦眼镜的放大率为 1.4%。因这三点在一直线上。

（三）像倍率眼镜片的设计

应用标准的无焦眼镜片，可以简易地设计出所需像倍率眼镜片，其方法和步骤如下：

① 确定所需放大倍率的无焦眼镜片：双眼戴矫正眼镜，利用等像计测定有无左右眼视像大小差异。然后于视像较小侧矫正眼镜前，加戴放大倍率较小的无焦眼镜片，嘱顾客注意左右眼视像大小是否接近。逐渐更换放大倍率较高的无焦眼镜片。至左右眼视像大小相等，这一无焦眼镜片放大倍率，就是制像倍率眼镜所需的放大倍率。

② 知道所需无焦眼镜片的放大倍率后，应用表 6-2，查得所需适当的中央厚度和前面的屈光度。

③ 以此所需放大倍率无焦眼镜片的前表面屈光度作为矫正眼镜的前表面屈光度；以此所需放大倍率无焦眼镜的中央厚度作为矫正眼镜片的中央厚度。以矫正眼镜所需屈光度作为总屈光度，利用公式 $F = F_1 + F_2 - \dfrac{t}{n}F_1F_2$，求出所需镜片的后表面屈光度。

表6-2 不同中央厚度无焦眼镜片不同放大倍率的屈光度值

t/mm	1.01× F_1	1.01× F_2	1.02× F_1	1.02× F_2	1.03× F_1	1.03× F_2	1.04× F_1	1.04× F_2	1.05× F_1	1.05× F_2	1.06× F_1	1.06× F_2
1	+15.079	-15.230	+29.863	-30.460	+44.359	-46.690	+58.577	-60.920	+72.254	-76.150	+86.207	91.380
2	+7.540	-7.615	+14.031	-15.230	+22.180	22.845	+29.288	-30.460	+36.262	-38.075	+43.104	-45.690
3	+5.027	-5.077	+9.954	-10.153	+14.786	-15.230	+19.526	-20.307	+24.175	-25.383	+28.736	-30.460
4	+3.760	-3.807	+7.467	-7.615	+11.000	-11.422	+14.644	-15.230	+18.131	-19.037	+21.552	-22.845
5	+3.016	-3.046	+6.872	-6.092	+8.872	-9.138	+11.715	-12.184	+14.505	-15.230	+17.241	-18.276
6	+2.513	-2.538	+4.977	-5.077	+7.393	-7.615	+9.736	-10.153	+12.088	-12.692	+14.368	-15.230
7	+2.154	-2.176	+4.266	-4.351	+6.337	-6.527	+8.362	-8.703	+10.361	-10.878	+12.315	-13.054
8	+1.885	-1.904	+3.732	-3.807	+5.545	-5.711	+7.322	-7.615	+9.065	-9.519	+10.776	-11.422

④ 以已知的镜片折射率、镜片中央厚度、前面及后面屈光度所设计制成的眼镜片，既保留着矫正眼镜原有的屈光度，又改变了视像大小倍率使之适合需求。这种眼镜片，就是像倍率眼镜片。

【例 6 – 11】 一顾客所需矫正眼镜屈光度为右眼 – 1.00DS，左眼 – 5.00DS，戴此矫正眼镜后左眼视像明显小于右眼而无法戴用。应如何设计左眼像倍率眼镜片？

解：① 应用标准无焦眼镜片，测得左眼矫正眼镜前加 1.03 × 无焦眼镜片后，顾客左右眼视像大小接近而能舒适戴用。

② 应用表 6 – 2，选用数值：$n = 1.523$，$SMS = 1.03 \times$，$t = 3mm$，$F_1 = +14.786DS$。

③ 以 $t = 0.003m$，$n = 1.523$，$F_1 = +14.786DS$，$F = -5.00D$ 代入公式，$F = F_1 + F_2 - \dfrac{t}{n} F_1 F_2$，得 $F_2 = -20.377D$

该像倍率眼镜片应为：折射率为 1.523，前表面屈光度为 +14.786D，后表面屈光度为 –20.377D，镜片中央厚度为 0.003m 时，放大率为 1.03。

三、等像眼镜

应用像倍率眼镜片增加放大倍率，是有一定限度的，这是因为：

① 眼镜片前表面的屈光度不宜太大。如前表面屈光度太大，曲率半径就太短，斜向散光等像差增大而使眼镜片不够实用。

② 眼镜片的中央厚度，凸透镜可以稍厚，凹透镜则要薄，否则边缘就会太厚。如中央部太厚，则镜片太笨重而不适配戴。

因而在实际应用中，像倍率眼镜的像倍率改变范围局限在 3% 以内。更大的倍率改变，不能单纯依靠像倍率眼镜。眼科常可见左右眼屈光度差达 4.00 ~ 6.00D，视像大小差可达 7% ~ 10%。单靠像倍率眼镜不足以满足需要，在配戴等像眼镜的措施中，包含这种改变视像大小的方法如下：

① 视像大小差距较小时，可单纯于视物较小眼前加适度的像

倍率眼镜片，使此眼视像增大，从而使左右眼视像大小接近。

②左右眼视像大小差距较大时，可于一眼前戴用像倍率眼镜片，使左右眼视像大小差距减小。不足部分可稍稍更改镜眼距，以增加屈光度放大倍率。两者联合，视像大小差在可容忍范围以内。

③左右眼视像大小差更甚者，除采用以上方法使视像较小眼增大视像外，更可改变另一只眼的镜－眼距，使视像稍缩小，从而使双眼视像大小接近。

④很严重的双眼视像大小不等，用等像眼镜不能克服，可试用角膜接触镜。

验配者应该注意的是配戴等像眼镜的目的，只是希望顾客左右眼视像大小差减小到患者能容忍的范围以内，并不是一定要使左右眼视像大小完全相等。

思考题

1. 某顾客右眼的处方为 $-4.00/-2.00 \times 180$，需要产生 $3^{\triangle}$ 底朝上的棱镜效果，求移心量和方向。

2. 黄色染色镜片添加的染色成分有哪些？有什么用途？

3. 眼镜片的折射率为 1.5，要制作一片放大倍率为 3%、中央厚度为 4mm 的无焦眼镜片，镜片的前球面应制成多少屈光度？镜片的后球面应制成多少屈光度？

【实训项目6】 特殊镜片的定配

一、目标

了解棱镜度的概念，掌握棱镜度测量的方法。了解树脂镜片染色的原理，掌握树脂镜片染色的方法。

二、工具和设备

眼镜片、三棱镜、自动焦度计、染料、染色炉（带温度计）、镜片支架。

三、步骤

（一）棱镜的测量

① 将三棱镜放在自动焦度计的测量帽上，将三棱镜在水平、垂直方向移动，通过显示屏查看棱镜度和棱镜底朝向的变化。

② 将三棱镜旋转，通过显示屏查看棱镜度和棱镜底朝向的变化。

③ 将眼镜片放在自动焦度计的测量帽上，将眼镜片在水平、垂直方向移动，通过显示屏查看棱镜度和棱镜底朝向的变化。

④ 将眼镜片旋转，通过显示屏查看棱镜度和棱镜底朝向的变化。

⑤ 将眼镜片的棱镜度定在 $4^{\triangle}$，底在 180°方向，并打点标记。

（二）镜片染色

① 清洗染色炉，计划好 6 个缸染色炉中各缸的作用，可以是 2 个加灰色，2 个加茶色，2 个不加染色剂。加入清水到染色炉内，加入蒸馏水至染色缸内。打开电源开关加热，并设置好温度为 90℃。

② 将染色剂调制好，待温度升至 50℃左右时，将染色剂慢慢导入染色缸内，并不断搅拌至均匀。

③ 将清洗过的左右眼镜片夹在镜片支架上，再放在超声波清洗器中进行清洗1min。

④ 待染色炉的温度达到80℃时，将支架连同眼镜片从超声波清洗器中取出，放入染色缸内进行染色，镜片要浸泡在液面之下。

⑤ 按照染色的深度要求，设定染色的时间，一般是时间短染色浅，时间长染色深，浓度越深所需要的时间越短。一般3~5min即完成染色。

⑥ 染色后，取出镜片，立刻放入旁边无色的染色缸内冲洗。

⑦ 将两镜片放在白色底板上，与比色卡进行对比，如果颜色浅则继续染色，如果颜色深则进行脱色处理。直至满足要求为止。

⑧ 将镜片从支架上取下，并进行磨边操作。

⑨ 如果要进行渐变色的染色，需要将镜片均匀地上下移动，染成上面颜色浅、上面颜色深的样式。在渐变色的染色前要注意散光镜片的轴向位置要提前标记好，并处于水平状态。

四、操作记录

（一）棱镜的测量

要求	结果	备注
测量三棱镜1的数据		
测量三棱镜2的数据		
$-2.00D$ 镜片 $4^{\triangle}150$		
右 $+3.00$ 镜片 $2^{\triangle}BU$, $3^{\triangle}BI$		
左 -5.00 镜片 $2^{\triangle}BU$, $3^{\triangle}BO$		

（二）镜片染色

要求	结果	备注
浅灰色		
深灰色		

续表

要求	结果	备注
浅茶色		
深茶色		
深渐变灰色		
深渐变茶色		

项目七　仪器设备的维护

【学习目标】掌握设备保养的目的；了解设备日常维护的步骤；掌握自动焦度计保养的方法；掌握半自动磨边机保养的方法；掌握开槽机保养的方法；了解半自动磨边机的常见故障和处理方法。

知识点 1　仪器设备的保养

一、概述

仪器设备保养是设备使用人员的主要工作内容之一。仪器设备的保养得当不但能够使仪器设备经常处于良好的工作状态，运行精度高，还能够延长仪器设备的使用寿命，提高了设备的使用效率。

（一）仪器设备保养的目的

① 保持仪器设备的精度性能。

② 保持仪器设备传动和操作系统正常、灵敏、可靠。

③ 保持设备润滑良好。

④ 保护仪器设备电气系统线路完整。

⑤ 保持设备各滑动面无拉、碰、划伤痕。

⑥ 保持设备内外整洁。

⑦ 保证设备无"四漏"，节约能源。

⑧ 保持设备完整安全可靠。

（二）仪器设备日常保养的操作步骤

① 班前对设备各部位进行检查，对水、电进行检查，确认正常后才能使用设备。

② 班中要严格按操作规程使用设备，时刻注意其运行情况，发现异常要及时处理。

③ 不能排除的故障应填写设备故障单，通知维修人员进行检查，维修完成后应在《故障修理单》上做好检修记录。

④ 下班前应对设备进行认真清扫擦拭，并将设备状况记录在设备使用记录本上。

⑤ 在周末和节假日前对设备进行较彻底的清扫、擦拭和水电路检查。可以利用较长的假期，对设备进行检修。

二、具体仪器设备维护保养

（一）自动焦度计

① 使用仪器之前，必须熟悉仪器原理、结构、检测方法。

② 使用仪器时，不得碰撞，打点装置不能用力过大过猛，须柔和操作，仪器使用完毕，必须做好清洁工作，并套上仪器套。

③ 经常保持仪器的清洁，测量头表面如有灰尘、脏物可用松毛刷轻轻拂去，再用镜头纸轻轻擦净，严禁用手触摸测量头表面。如有手印污迹，须用脱脂棉蘸以酒精乙醚混合液擦拭干净。显示屏用软刷或软布擦拭，打印纸用完后，及时更换。

④ 仪器应放在干燥、通风的房间内，防止受潮后光学零件在霉发雾。仪器摆放在平整的台面。

⑤ 仪器如有损坏或精度降低及时进行检修，不要任意乱拆。

（二）定中心仪

① 每天保持定中心仪的清洁。用软刷或软布擦拭刻度面板和视窗面板。

② 操作完毕应关闭照明灯。当照明为不亮时应先检查电源插座上的保险丝，再检查照明灯泡，检查和更换照明灯泡应先拧下护圈。

③ 仪器应放在干燥、通风的房间内，要摆放在平整的台面上。

（三）制模机

① 及时清理工作台板切割区周围切屑和集屑头号中切屑，每天将机器擦拭干净。

② 使用时，不要用力向下压，这样会导致钻头和衬片间的摩擦力太大，而摩擦产生的热量不易散发，钻头将受热软化的塑料粘在一起，影响钻头工作，还会导致传送带的损耗。

③ 当钻头速度下降，钻孔力量降低时，要更换传动带。方法为打开工作头后面的后盖板和机箱背面的盖板即可更换传动带。

④ 当钻头变钝时，要更换钻头。方法为用专用螺丝刀卸下变钝的钻头，将新的钻头装上，并旋紧螺丝。

（四）半自动磨边机

① 仪器应放在干燥、通风的房间内，要摆放在平整的台面上。

② 使用循环水时，每周更换一次冷却水，并清洗水管和水槽。

③ 加工塑料镜片时，水箱内会产生水泡，要补充消泡剂使水泡减少。

④ 砂轮使用时间过长致使加工出的镜片倒边不规则，这是因为粉末使硝轮磨镜片速度减慢。这时，可使用修正砂条，粗砂条用于粗磨砂轮，按下手加工键，砂轮转动后，关上电源开关，在砂轮还转动时，把沾上水的修正砂条按在砂轮上做 5 ~ 10 次。

⑤ 使用完后，要把镜片台上沾着的粉末等清扫干净，否则粉末会变硬不易清扫（注意：不要使水流入机器内部，否则会发生故障）。

（五）开槽机

① 开槽机的切割轮前方固定有一小排水管，同时配有一个塞子以防偶然的喷溅，要经常拔动这个塞子，这样才不会因为允许有过多积水而导致轴承锈蚀。

② 经常清洗海绵，去除杂质微粒，并使它在使用前充分浸湿，海绵用旧了就要更换，每日使用完毕须取出漂洗干净。

（六）钻孔机

① 仪器摆放要平整、稳定。

② 及时清理工作台板周围切屑，每天将机器擦拭干净。

③ 如果钻头长时间使用变钝，可用附件套筒夹住钻头在磨面上磨锋利。

④ 如果钻头转速变慢，要检查传送带，如果磨损较大要及时更换传送带。

⑤ 如果钻头磨损较大，要及时更换钻头，上下钻头的刀口应调节成一条线。

（七）手工磨边机

① 手工磨边机每天使用完毕，要把沾着的粉末等清扫干净，否则粉末会变硬不易清扫。

② 使用时水不能过多，以免水溅进内侧的轴承内，缩短轴承的使用寿命。

③ 更换新砂轮前首先应仔细检查新砂轮的安全线速度是否与规定相符，如低于规定者不得使用。安装新砂轮一般以砂轮无松动为宜，校砂轮平衡，不应有明显偏摆。更换新砂轮后，应将砂轮机试运转，声音平稳轻快，振动不应过大。

（八）瞳距测量仪的维护保养

① 观察窗和检查窗不能被手指或灰尘玷污，如果观察到污点，请用棉签沾上无水酒精擦拭。

② 可用软布擦拭仪器塑料部分的污物。

③ 当显示屏显示数字不清楚时，检查并更换电池，更换时要将全部电池进行更换。

④ 如果长期不用时，需取出电池。

⑤ 当打开主开关时，显示屏有数字显示，但固视标不亮，表明灯泡坏需更换。

知识点 2　简易故障排除

　　仪器设备在使用过程中，都会出现一些故障，对于操作者而言，在熟练使用的过程中，出现故障要能够检查判断，对于简易的机械故障，操作者应能自行排除。较大故障应与维修人员共同排除。并在维修人员指导下，经常熟悉仪器结构，学会简易故障的维修。

一、定中心仪的常见故障及排除

　　1. 接通电源，开关处于接通位置，此时灯光不亮
　　① 检查电源供电是否正常，开关接触是否良好。
　　② 检查保险丝是否完好。
　　③ 检查灯泡是否损坏，如需调换灯泡，应先拧下护圈，灯泡可拆装。
　　2. 压杆转动不灵活，压下压杆阻力较大
　　检查压杆活动配合处润滑是否良好，应加入少量润滑油。
　　3. 吸盘架无法连同吸盘转到中心位置，吸盘就会掉下
　　检查吸盘是否磨损，调换吸盘。

二、制模机常见故障及排除

　　1. 接通电源，接通工作开关，钻头不转动
　　① 检查电源供电是否正常，开关接触是否良好，是否有可靠的地线。
　　② 检查机器背面电源插座上是否装有保险丝和保险丝是否完好。
　　③ 电动机是否完好，若正常做下面检查。
　　④ 传动带是否松弛，无法带动钻头，就需要更换传动带。
　　2. 制模机制的模板质量不好，钻孔边缘不光滑，孔的大小不相等

检查钻头是否有塑料粘连上去，加热钻头，取下粘连的塑料。

三、半自动磨边机的常见故障及排除

1. 按下手加工键，砂轮不转动

① 电源供电是否正常，电源开关是否打开。

② 保险丝是否完好。

2. 砂轮转动但水管不出水

① 上水柄是否打开。

② 水管口是否接好。

③ 水管内是否有水流。

④ 出水管是否阻塞，如阻塞可用细铁丝通，或用压缩空气吹。

3. 水花飞溅过大

可调整出水管的方向和出水量大小，使水不要直接射到砂轮上。

4. 自动加工时，倒边偏后

① 镜片台是否在水平位置，应调整到水平。

② 砂轮的倒边是否不规则，对倒边砂轮进行修正。利用标准片的顶端和倒边槽的中心一致来修正倒边砂轮。

5. 加工时间比以前长

用修正砂条修正砂轮。

6. 加工时镜片有轻微移位，说明该镜片的压力不够

拆开压力手柄外壳，再调整弹簧压力，注意压力不能调到太高而使镜片压碎，以压牢镜片不移位为宜。

四、开槽机的常见故障及排除

1. 打开切割轮开关和镜片转动开关，砂轮和镜片不转动

① 电源供电是否正常，开关接触是否良好。

② 保险丝是否完好。

2. 开槽过程，镜片有移动

夹紧旋钮对镜片压力不够，需调整夹紧旋钮的压力，压力不要太大，以免使镜片被压碎，以压牢镜片不移位为宜。

3. 排水孔堵塞

应及时使其畅通，可用细铁丝通或用压缩空气吹。

4. 切割砂轮磨损，需调换新砂轮

在调换新砂轮时，要先拔去电源插头，然后在轴的小孔中插入一细棒，再旋开轮盘的十字槽头螺钉，进行调换。

5. 经开槽后的镜片槽深太浅

① 深度刻度盘调节未到位。

② 被加工镜片材料太硬，可先将深度刻度盘调节到所需深度的一半，在完成一个操作周期后，再调整深度至所需深度上进行下一轮操作即可。

五、钻孔机常见故障及排除

1. 打开开关，钻头及铰刀不运转

① 检查电源供电是否正常，务必使电源与该机的电压及频率相符。

② 保险丝是否完好。

③ 电动机是否正常。

2. 双面钻上下孔误差大，不重叠

上下钻头间隙太大，要进行钻头间隙调节，上下钻头间隙应尽可能小，最合适间隙是 0.1mm。上下钻头的刀口应调节成一条线。

3. 钻孔时间长，孔内壁不光滑

钻头磨损变钝，调换新钻头或用附件套筒夹住钻头将钻头磨锋利。

4. 铰刀旋转有偏差

按下钻头调节臂，把铰刀放松，用钳子夹紧铰刀柄调节偏差。

思考题

1. 仪器设备保养的目的是什么？
2. 半自动磨边机的保养要求有哪些？
3. 手工磨边机的保养要求有哪些？
4. 如何排除制模机切割头不动的故障？
5. 如何排除半自动磨边机砂轮转动但水管不出水的故障？
6. 半自动磨边机加工镜片时，镜片有轻微移动如何排除？
7. 如何调整钻孔机双面钻上下孔误差大？

参考文献

1. 瞿佳. 眼镜技术［M］. 北京：高等教育出版社，2005.
2. 瞿佳. 眼镜学［M］. 北京：人民卫生出版社，2004.
3. 吴燮灿. 实用眼镜光学［M］. 北京：北京科学技术出版社，2007.
4. 徐云媛，宋建. 眼镜定配加工职业资格培训教程（初、中级）［M］. 北京：海洋出版社，2000.
5. 徐云媛，宋建. 眼镜定配加工职业资格培训教程（高级）［M］. 北京：海洋出版社，2002.
6. Clifford W. Brooks , Irvin M Borish. System For Ophthalmic Dispensing（Third Edition）［M］. Philadelphia：Butterworth－Heinemann，2006.
7. Clifford W. Brooks . Essentials of Ophthalmic Lens Finishing［M］. Philadelphia：Butterworth－Heinemann，2003.
8. 呼正林. 实用渐进眼镜学［M］. 北京：军事医学科学出版社，2004.
9. 邱新兰. 眼镜定配工［M］. 北京：中国劳动和社会保障出版社，2011.